一生健康的
用药必知系列科普丛书

U0212456

一生健康的用药必知系列科普丛书 *

丛书总主编：赵　杰

名誉总主编：阚全程

副总主编：王婧雯　文爱东　王海峰　李朵璐　杨　勇

组织编写：中华医学会临床药学分会

抗生素是把"双刃剑"——

别让抗生素成为健康的杀手

分册主编：杨　勇　史天陆　李　明

副主编：周　燕　张哲弢　李晓菲　蒋　磊　俞秀恒　朱玉莲

编　　委：（以姓氏笔画为序）

马旖旎　王　飞　王丽雯　史天陆　朱玉莲　李　明　李晓菲　杨　勇
何元媛　余志刚　沈　浩　张子雨　张哲弢　张家佳　陈恒石　周　燕
胡雅晴　俞秀恒　贺汉军　黄晓英　崔小娇　蒋　磊　蔡菲菲　熊婷婷

审校专家：何大川　　童荣生

抗生素是把"双刃剑"

别让抗生素成为健康的杀手

丛书总主编·赵杰

名誉总主编：阚全程
组织编写：中华医学会临床药学分会
分册主编：杨勇　史天陆　李明

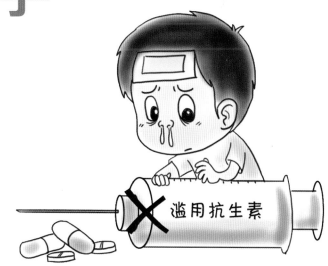

人民卫生出版社
·北京·

阅序

　　药物的使用在疾病的预防、诊断、治疗中几乎贯穿始终。根据 2019 年世界卫生组织公布的数据，由用药引发的不良事件是全球导致住院死亡和伤残的重大原因之一，全球 1/10 的住院人次由药物不良事件导致，15% 的住院花费由药物不良事件产生。然而，83% 的药物不良事件是可以预防的，关键在于用药是否合理。根据调查，民众大多不了解正确的服药方法和服药原则，缺乏安全用药常识。因此，向大众传播合理用药的知识和理念，开展全民健康用药科普势在必行。

　　现代医学模式从传统的疾病治疗转向健康管理，健康教育变得尤为重要。党的十九大报告明确提出了"实施健康中国战略"，将"为人民群众提供全方位全周期健康服务"上升到国家战略高度。随着人们对用药安全愈加重视，用药科普宣传逐渐增多，其目的是要让民众对错误用药行为从认识上、行为上作出改变。科普看似简单，其实不然，做好科普是一项高层次、高难度、高科技含量的创造性工作。优秀的科普读物应具备权威、通俗、活泼的特征，然而，目前市售的用药科普读物普遍存在内容不严谨、语言不贴近百姓、可读性不佳、覆盖人群不全面等问题。

《一生健康的用药必知》系列科普丛书是在国家大力倡导"以治病为中心"向"以人民健康为中心"转变的背景下应运而生的，由中华医学会临床药学分会专业平台推出，组织全国各专业药学专家精心策划编写而成。全套丛书聚焦百姓用药问题，针对常见用药误区和知识盲点，把用药的风险意识传递给民众，让民众重视用药问题，树立起合理用药的理念。其内容科学实用，使读者阅读后对全生命周期的每一环，以及常见生活场景中出现的用药问题都能有所了解。这套丛书在表现形式上力求生动活泼、贴近百姓；在语言表达上力求通俗易懂、简洁明了，面向更广泛的受众，帮助民众树立健康意识。可以说，本套丛书的出版必将对促进全民健康、提高国民教育水平，产生全局性和战略性的意义。

本套丛书的撰写凝聚了所有编者的智慧和辛劳，在此向你们致以衷心的感谢和诚挚的敬意！

杨序

作为一名医务工作者，我始终关注着中国老百姓的用药安全和科普教育。我国医学科普传播与欧美发达国家相比，仍然处于相对落后状态。国家统计局 2019 年数据显示，我国公众具备基本科学素养的人数虽较之前有了大幅提升，达到了 8.47%，但仅相当于发达国家 10 年前的水平。随着生活水平的提高，民众健康意识开始觉醒，新媒体的发展也使科普工作有了更丰富、更灵活的方式。但面对漫天的"医学科普"、良莠不齐的海量信息，普通民众有时难以分辨。更有甚者，一些打着医学科普旗号的"伪科学"和受商业利益驱使的所谓"医学知识"大行其道，严重误导民众。另外，当前市面上见到的多数药学科普书籍还存在表现形式不够生动活泼、专业术语晦涩难懂等问题，让大多数读者望而生畏，使药学科普很难真正走进老百姓的生活。

今天，我欣喜地看到，由中华医学会临床药学分会倾力打造的《一生健康的用药必知》系列科普丛书，汇集了中国临床药学行业核心权威专家倾心撰写，为读者提供了值得信赖的安全合理用药知识。丛书突破了目前市面上医学科普书题材单一、语言枯燥、趣味性差等缺点，以大众用药需求为引领，站在用药者的角度，针对读者在全生命周期可能遇到的用药问题与困惑，用最通俗的语言，做最懂百姓的科普。把晦涩的医药知识变得浅显易懂、活泼轻松，让百姓可以真正掌握正确用药方法。对于中华医学会临床药学分会对我国药学科普事业所做出的努力和贡献，我深感欣慰，感谢编委会全体人员的辛勤付出，将这样一套易懂实用、绘图精良、文风活泼的药学科普图书呈现给广大读者，为百姓提供了指掌可取的药学知识。

如今，政府对科普事业高度重视、大力支持，人民群众对用药健康的关注日益迫切，可以说，《一生健康的用药必知》系列科普丛书正是承载着百姓的期望出版的。全民药学科普是一项系统工程，新一代的药学同仁重任在肩，担负着提升公众安全用药意识、普及合理用药知识的重任。为了让公众更直观地接触药学知识，提升公众合理用药的意识，新时代的药学科普工作者应努力提高科普创作能力，不断提升科普出版物的品牌影响力，更广泛地发动公众学习安全用药的知识，让药学科普普惠民生。

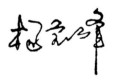

赵序

要建设世界科技强国，科技创新与科学普及具有同等重要的地位。但我国的科普现状令人担忧，一方面我国公民科学素养较发达国家偏低，同时虚假广告、"伪科学"数不胜数，严重误导民众，甚至出现"科普跑不过谣言"的局面。另一方面，现有的科普读物普遍存在专业性强、趣味性弱、老百姓接受度低的现象，最终导致我国科学普及度不高。药学科普是健康科普的重要组成，做好药学科普工作是我们这一代中国药学工作者的责任和使命。

什么样的药学科普能走进百姓心里？我想，一定是百姓需要的、生活中经常遇到的用药问题。中华医学会临床药学分会集结了全国临床药物治疗专家及一线临床药师力量编写了《一生健康的用药必知》系列科普丛书，目标是打造中国最贴近生活的药学科普，最权威的药学科普，最有用的药学科普。这套丛书以百姓需求为出发点，以患者的思维为导向，以解决百姓实际问题为目标，形成了 15 个分册，包含从胎儿、儿童、青少年、孕期、更年期直到老年的全生命周期的药学知识和面对特殊状况时的用药解决方案，其中所涉及的青少年药学科普、急救药学科普、旅行药学科普、互联网药学科普均是我国首部涉及此话题的药学科普图书。本套丛书用通俗易懂、形象有趣的方式科学讲解百姓生活中遇到的药学问题，让人人都可以参与到自身的健康管理中，可大大提升民众的科学素养。

《国务院关于实施健康中国行动的意见》中明确提出，提升健康素养是增进全民健康的前提，要根据不同人群特点有针对性地加强健康教育，要让健康知识、行为和技能成为全民普遍具备的素质和能力，并同时将"面向家庭和个人普及合理用药的知识与技能"列为主要任务之一。中华医学会作为国家一级学会，应当在合理用药科普任务中、"健康中国"的战略目标中贡献自己的力量。在此，感谢参与此系列丛书编写的所有编者，希望我们可以将药学科普这一伟大事业继续弘扬下去，提高我国国民合理用药知识与技能素养，为实现"健康中国"做出更大贡献。

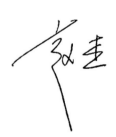

前言

《抗生素是把"双刃剑"——别让抗生素成为健康的杀手》是中华医学会临床药学分会组织编纂的《一生健康的用药必知》系列科普丛书中的一册。抗生素（准确来说，是一大类抗菌药物，但为方便读者理解和记忆，书中以"抗生素"一词指代"抗菌药物"的概念），是一类具有抑制微生物生长或者杀灭微生物功能的化学物质，当人体的健康受到微生物的侵害（感染）时，使用抗生素可协助人体杀灭这些微生物，使我们重返健康。然而，抗生素并非"万能药"，它们的使用要依据其适应证进行选用，比如根据病原菌的种类、药物的抗菌谱、感染的部位、感染的严重程度，以及患者的身体状况等因素来选择适宜的药物。而且，抗生素的不合理使用也会对人体造成伤害，甚至是造成严重的社会危害。因此，本书旨在为读者普及感染性疾病及抗生素应用相关的知识，并对常见相关误区进行纠正，以期为抗生素的合

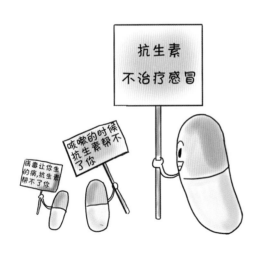

别让抗生素成为健康的杀手
抗生素是把"双刃剑"

理使用尽绵薄之力。

本书共分为三个篇章，从总体到细节、深入浅出地，以专题的形式，为读者讲解抗生素应用的相关知识。

第一篇 微生物、感染性疾病和抗感染治疗，本篇介绍了微生物与人类的关系、感染的产生及抗生素的作用等背景知识，以便读者正确地了解抗生素和病原菌。在这些理论背景的铺垫下，可以让读者更好地理解下文。

第二篇 日常使用抗生素的七大误区，本篇对生活中常见的抗生素认识误区进行科普，包括抗生素与消炎药的区别、抗生素的选择、抗生素的起效及抗生素的适应证等知识。

第三篇 常见感染性疾病用药必知，本篇介绍了生活中常见的感染性疾病，包括痤疮、中耳炎、鼻窦炎、牙周炎、咽炎、胃溃疡、足癣和甲癣，分别对疾病症状、病因、治疗药物的选择及如何正确使用等方面进行阐述，给读者传递应有的正确认识，为读者提供安全和正确的药物使用建议。

市面上与抗生素相关的科普书种类繁多，本书的创新之处在于，从药师的角度为读者提供更多帮助。希望读者通过阅读本书，可以对抗菌药物有更科学的认识，正确对待常见的感染性疾病，牢记"抗菌药物应在医师及药师的指导下正确使用"。在以后的生活中，科学使用抗菌药物，在获得更好疗效的同时，为遏制全球性细菌耐药做出贡献。

中国科技大学附属第一医院　张哲弦

四川省人民医院　杨勇

目录

第一篇

微生物、感染性疾病和抗感染治疗

1.1 微生物与人体健康的微生态…… 002

1.2 微生态的破坏导致了感染…… 006

1.3 恢复微生态的用药"组合拳"…… 009

第二篇

日常使用抗生素的七大误区

2.1　误区一：抗生素等于消炎药…… 014

2.2　误区二：贵的抗生素比便宜的好…… 016

2.3　误区三：抗生素多用几种好得快…… 020

2.4　误区四：没见效就换药，一见效就停药…… 025

2.5　误区五：感冒了就用抗生素…… 028

2.6　误区六：发烧了就用抗生素…… 032

2.7　误区七：拉肚子就用抗生素…… 035

第三篇

常见感染性疾病用药必知

3.1　青春已逝痘不走——痤疮用药…… 040

3.2　耳痛耳鸣听力减——中耳炎用药…… 044

3.3　黄色鼻涕流不停——鼻窦炎用药…… 047

3.4　口臭牙痛总出血——牙周炎用药…… 051

3.5　咽痛喉痒真难受——咽炎用药…… 055

3.6　反酸打嗝胃隐痛——胃溃疡用药…… 058

3.7　脚气上门挠痒痒——足癣用药…… 063

3.8　根深蒂固灰指甲——甲癣用药…… 066

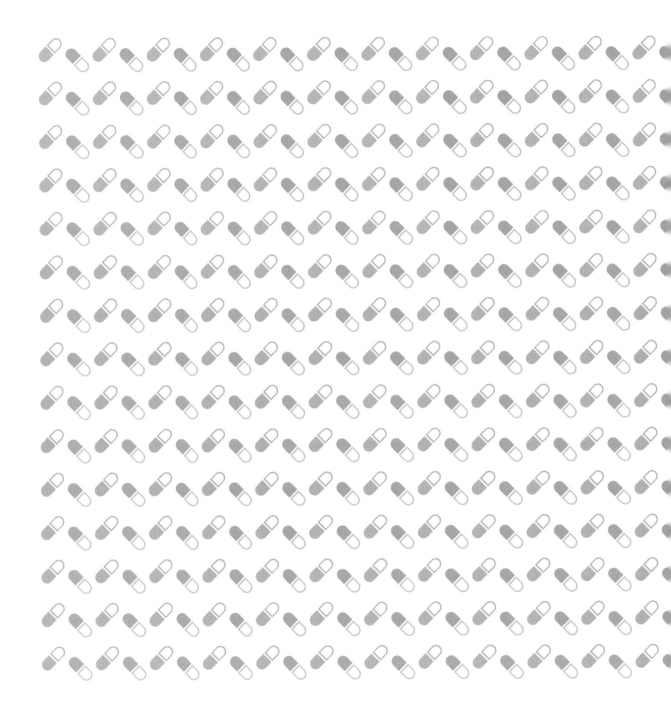

第
一
篇

微生物、
感染性疾病和
抗感染治疗

1.1

微生物与人体健康的微生态

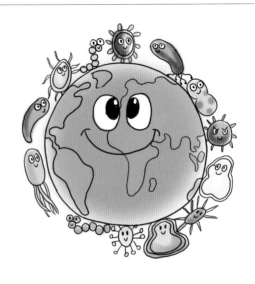

一提到微生物，人们不禁要问，什么是微生物呢？肉眼是否能看见？微生物生活在哪里呢？顾名思义，"微"就是小的意思，微生物是存在于自然界的一大群体形微小、结构简单、肉眼看不见，必须借助显微镜放大才能观察到的微小生物，包括我们生活中常常提到的细菌、病毒、真菌、衣原体、支原体等都属于微生物。

一、人类与微生物的交锋

微生物的历史远比人类要悠久，人类诞生之初就要学着与微生物相处。微生物就是我们身边的"邻居"，虽然很早之前我们就在与它们打交道，然而我们第一次看清它们的长相还是在 1676 年，列文虎克通过自己手工打磨制作的显微镜第一次看到了微生物。1876 年，科赫将炭疽杆菌注射入小鼠体内使其死亡，验证了炭疽病是由细菌引起，从而提出了疾病的"细菌论"。受达尔文的《物种起源》思想影响，人类提出疾病的"细菌论"后便致力于消灭身边所有的"邻居"。1928 年，弗莱明通过观察微生物之间的斗争，发现了隐藏在"天然武器库"中的"盘尼西林"，也就是我们熟知的青霉素。1935 年，多马克从衣物染料中提取了"百浪多息"（一种

别让抗生素成为健康的杀手
抗生素是把"双刃剑"

磺胺类药物）。1944年，弗洛里实现了青霉素的快速和大批量生产。越来越多的天然的、半合成的、合成的抗生素被投入于这场"消灭邻居"的战争中。然而我们打赢了无数战斗，却无法实现"消灭邻居"的终极目的。与此同时，一群微生物学家正尝试着从另一个角度认识我们的"邻居"。他们指出人类和微生物应该是"共生"的关系，正如千百万年来它们和其他哺乳动物相处的那样，它们在我们的体表、体内定居，人体只是微生物的其中一处栖息地。罗斯伯里经过30余年的研究整理，于1962年出版了《人类原生微生物》，这本书详细地描写了人体各部位的常见细菌。法国著名微生物学家巴斯德说到："细菌可能有益于我们，甚至是必不可少的。"2007年，旨在全面了解我们体内微生物组群信息的"人类微生物组联盟"在美国华盛顿成立，中国成为"人类微生物组学计划"的发起方之一。可以预见，我们对"邻居们"的了解将会日益加深。

二、人类与微生物和谐共处

人体的各部位都有着不同的环境：特定的温度、酸碱度、含氧量以及其他能够决定特定微生物生长的条件。比如人体的肠道是一个缺氧的环境，因此绝大多数肠道微生物是厌氧菌，在没有氧气的环境下生长得更好。而皮肤则完全不同，大部分皮肤都暴露在新鲜空气中，所以需氧菌会茁壮成长。我们的胃会分泌酸性很强的胃酸，把大多数细菌拒之于外，只有幽门螺杆菌等极能忍受酸性环境的特殊细菌才能驻扎其中。新生儿从母亲的产道中滑出的那一刻便收到了妈妈的第一份礼物——来自母亲的微生物群，婴儿的免疫系统给微生物敞开了一扇窗，让后者得以生存生长，而同时婴儿通过摄取母乳中的抗体让体内的微生物群变得"安分守己"。

随着年龄的增长，我们与体内微生物群的关系变得更紧密：我们为它们提供适宜的栖息地和生长所需要的养分，而它们则为维持我们身体的正常运转耕耘奉献；它们能帮助我们把食物内的钙、镁、锌等矿物质释放出来，变得更容易吸收；也能帮助我们合成某些维生素供机体吸收，比如B族维生素和维生素K；亦能将我们无法消化的脂类分解成短链脂肪酸，这些短链脂肪酸

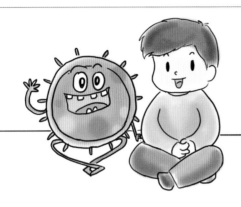

会聚集并激活大量的抗炎细胞，使反应过度的免疫系统恢复平静；它们甚至能降解我们摄入体内的某些特殊化学物质（比如毒素、药品），使其不会捣乱。

三、微生物影响药物的作用

我们体内的微生物群会协助我们处理体内的药物，无论我们是否邀请它们参与其中。越来越多的证据表明，药物的疗效不仅取决于药物和机体，还会受到体内"邻居们"的影响。每十个患者中就可能有一个使用地高辛（一种用于治疗心力衰竭的药物）后效果甚微，这种现象是由一种叫"缓慢爱格士氏菌"的肠道细菌差异性导致的。住在结肠的细菌可以将柳氮磺吡啶变成 5- 氨基水杨酸从而产生抗炎作用；受到同样影响的还有

奥沙拉嗪，奥沙拉嗪的治疗作用很大程度上取决于肠道内的细菌，只有借助于细菌的偶氮键还原酶，奥沙拉嗪才能变成有治疗作用的 5- 氨基水杨酸。乳果糖依靠肠道细菌代谢转化为乳酸和醋酸，从而发挥泻药的作用。肠道微生物也会影响他汀类药物的吸收和代谢，从而使其产生疗效的差异。一些中药成分也能被肠道微生物代谢成相应的可吸收的活性物质，如人参中的人参皂苷 Rb_1。

药物的不良反应同样也会受到我们体内"邻居"的影响：艰难梭菌（一种住在我们肠道内的厌氧细菌）会影响对乙酰氨基酚的代谢及其肝毒性；伊立替康被肝脏灭活的产物会被肠道微生物重新激活，从而导致延迟腹泻、体重减轻和免疫系统抑制等不良反应。

我们体内的微生物群就像每栋楼房里的住户都是不同的，这种差异性来自于多方面，如遗传基因、居住环境、年龄、饮食习惯和使用过的药物，特别是抗生素对体内微生物群具有非常重要的影响。

四、抗生素不是万能的

抗生素作用独特，它由人体摄入，作用目标

却不是人体本身，换句话说人体只是抗生素和细菌战斗的平台罢了。然而抗生素用起来没那么随意，这场战斗也没那么简单。为了消灭一群住在楼里的小老鼠而向城市里投下了一颗核弹，这个行动听起来匪夷所思，实际上，我们确实也那么干过。更严重的是，小老鼠们比我们想象中的更加狡猾，我们就算毁灭了城市也未必能够命中它们。

细菌的基因变异性很强，它们能更好地适应环境的变化，抗生素只不过是它们亿万年来遇到的麻烦之一罢了。对人类而言，抗生素带来的问题却没那么简单，用过抗生素后，大多数的细菌被清除，少量的细菌存活下来，这些幸存者里包括拥有超强防御力的细菌，如艰难梭菌，它们在"战后"的肠道中肆意生长，引起腹泻和肠炎等疾病。这些逃过一劫的细菌还可通过基因的变异获得让抗生素失效的能力，也就是我们常提及的耐药性，耐药性会在细菌之间快速传播，细菌的幸存者将呈指数性增加。令人遗憾的是，

新型抗生素的发现过程就好比"大海捞针"，远没有细菌基因变异那么迅速和便捷。当然，不同于以往我们对细菌无差别的仇视，现在我们也在逐步学着如何去利用细菌，与其为友：我们用益生菌改善肠道环境，通过移植健康人的肠道菌群来治疗抗生素导致的腹泻。

微生物已经陪伴我们走过了几百万年，如何与"邻居们"相处仍然是一门很大的学问。我们和微生物会变得亲密无间，还是再次走向针锋相对？现在这些问题仍无法回答。然而，有一个答案是明确的，在与"邻居们"的相处中，抗生素不是万能的"社交高手"。

中国科技大学附属第一医院（南区）：张哲弢、史天陆

1.2

微生态的破坏
导致了感染

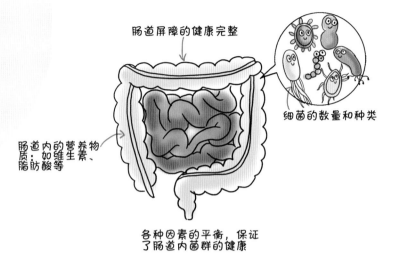

肠道屏障的健康完整

细菌的数量和种类

肠道内的营养物质：如维生素、脂肪酸等

各种因素的平衡，保证了肠道内菌群的健康

　　人体无时无刻不在与微生物打交道。一方面寄居在人体皮肤、口腔、肠道等的细菌（称之为正常菌群）从人体获取生存繁殖的必要条件并为人体正常生理功能的运转出工出力；另一方面，那些不在人体常驻的"过客们"也会偶尔拜访人体，彼此产生影响。不管是常驻民还是过客，它们每天都在频繁地对人体产生影响，甚至发动攻击，大多数人能够安然无恙，保持一种人体与微生物群之间的平衡状态，而有的人却会因为微生物而患病，发生感染，甚至因此丢掉性命。那么感染与我们体内微生物又有什么关系呢？

一、细菌感染的条件

　　细菌是否引发感染主要取决于三方面的因素：人体、细菌、环境。我们体内的细菌感染现象和大海中的"赤潮"类似——原本平衡的生态里出现了某些微生物的暴发性繁殖，打破了原有的平衡状态。这些微生物在引起感染时被称作"致病菌"，通常情况下，这些致病菌的数目会被我们的免疫系统控制在一个安全范围内，外来者被清除，常驻民则致力于维护人体的"微生态"。然而，当这种平衡被打破时，致病菌大量生长繁殖，产生的毒素和其他代谢物质在我们体内引起各种症状，这些症状组成了我们常说的感染。因此，感染的发生实质就是人体、细菌和环境因素的改变，破坏了微生态。

二、屏障破坏，"长城"失效

微生物们大量存在于空气中、土壤里、水里、食物里、皮肤的表面以及我们身体内。健康状态下人体有一系列天然的"围栏"将它们与我们隔开，让它们各自安居在特定的区域。人体能够识别并清除那些能够导致感染的微生物，我们称之为机体的免疫防御。一方面，人类经过不断地繁衍而逐渐进化出一套固定的防御机制，比如皮肤、呼吸道黏膜、消化道黏膜、生物屏障等屏障结构以及我们体内那些类似"捉鬼钟馗"一样能吞噬消化致病微生物的细胞；另一方面，我们个人也会在成长中针对不同的微生物进攻而"训练并研制生产"具有职业专属性的细胞卫士和精确打击的导弹。这些防御机制能够将人体本身或来访的微生物数量保持在一定的水平，不至致病。

当这些防御机制无法正常工作时，外来细菌就不能被清除，如果数量足够大就会向人体发动攻击，而人体内定居的细菌们也会无节制的繁殖，并开始自由迁徙。防御机制的异常，既可以是防御机制出现漏洞，也可以是防御机制的某些功能失去效力。比如皮肤被划破后，原本定居在人皮肤表面的金黄色葡萄球菌穿过缝隙进入伤口，这些"非法移民"达到一定数量时会引起免疫系统的注意，随后免疫系统采取一系列的措施，在拦截这些移民的同时，也造成了局部的"红、肿、热、痛"等症状，这些症状就是我们常说的"炎症"。又比如艾滋病患者因为感染

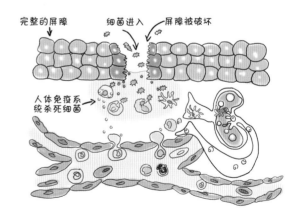

第一篇
微生物、感染性疾病和抗感染治疗

HIV病毒导致人体具有防御功能的细胞的缺失和变化，失去了"训练卫士和生产导弹"的能力，这些患者最终的结局通常是因为各种细菌或真菌感染而死亡。接受器官移植的患者在手术后需要服用一些抗排异的药物，这些药物可以抑制免疫系统使身体能够更好地"接纳"新的器官，而此时，失去管理的微生物们便开始了它们的狂欢，这很好地解释了器官移植后的患者极易发生感染的原因。长期使用泼尼松等激素也会对我们身体免疫系统多个环节产生抑制作用，给微生物们留下可乘之机。

三、细菌暴发，毒力变大

细菌是否引起人体发生严重的感染与细菌本身的数量和毒力有很大关系。不难理解，某种细菌过快过多的繁殖，一方面会消耗所定居部位有限的资源，造成其他细菌的弱势，局部相互制约的平衡被破坏；另一方面，细菌大量的繁殖也让人体的免疫系统应接不暇，忙中出错。当然，还有一种情况，细菌在生长繁殖过程中逐渐进化，产生了能够逃避免疫系统监视和清除的"秘

技"或是产生了大量具有破坏性的毒素。这些都能够造成原本不致病的细菌叛变，引起机体的感染。

微生物也在我们体内扮演着"免疫卫士"的角色，它们产生多种化学物质（包括某些抗生素），从而为自己创造一个舒适的生存微环境，这种内部竞争构成了动态的微生态。抗菌药物的随意使用会轻易地将这种平衡打破，过量或频繁使用将导致人体某些部位菌群失调，从而引起感染。

四、多种原因造成了环境因素的改变

人体的微生态十分微妙，一些细小的改变就可以引起微生物群结构的改变，比如肠道菌群会随着你的饮食变化而改变，当食入大量蔬菜时细菌中的"纤维素爱好者们"会大量的增殖，而经过一段时间的高脂饮食后，爱好者们在肠道中偏居一隅，等待下次的"纤维素降雨"。健康的生活方式有助于维持我们体内的"良好生态"。营养不良、长期熬夜、缺乏锻炼等均会影响我们免疫系统的运转。当然，季节、气候、温度、湿度等因素既可以影响微生物的生长繁殖，也会影

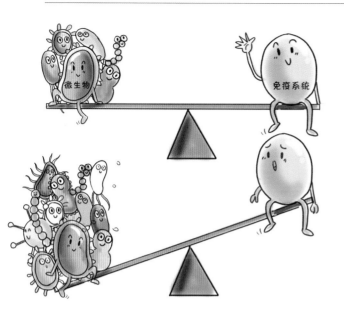

响人体的免疫状态。

感染的发生是人体、微生物、环境多种因素的综合结果，也可以看作我们与微生物们的"社交"出现了问题，而健康的生活方式、积极的心态可以有效地避免"社交问题"的产生。随意使用抗菌药物只会给我们的"社交问题"雪上加霜。

中国科技大学附属第一医院（南区）：张哲弢、史天陆
重庆医科大学附属大学城医院：俞秀恒

感染治疗的实质就是控制"捣乱"的病原菌，让我们体内的微生态得以恢复。感染发生时，体内的免疫系统与微生物的平衡被打破，有效的治疗方式是降低我们身体内致病菌的数量，同时修复我们的免疫屏障、加强免疫系统的"管理力道"。这不是简单地使用抗生素可以解决的，而是一套恢复微生态的用药"组合拳"。

一、清除病原菌，不仅仅是抗生素

前一篇提到，我们的皮肤、呼吸道黏膜、消

化道黏膜等作为一道"围栏"，将空气中、土壤里、水里、食物里的微生物阻挡在体外，但是当这些屏障遭到破坏时，外来细菌会涌入体内并大量繁殖，而导致局部的"红、肿、热、痛"等症状。但是屏障遭到破坏时，不是一定需要抗菌药物才能帮到我们。比如，当我们手指受伤时，一般我们仅仅需要使用碘伏擦拭伤口，并贴上一张创可贴就能轻松应对了。碘伏帮助我们清理伤口周围的微生物，并联手创可贴隔断新的微生物乘虚而入，剩下的交给皮肤自行修复，重建完备屏障就可以了。

呼吸道黏膜也有同样的自我修复及抵御外界物质入侵的功能，呼吸道黏膜上的纤毛摆动以及咳嗽就是人体抵御外界物质入侵的一种机制：

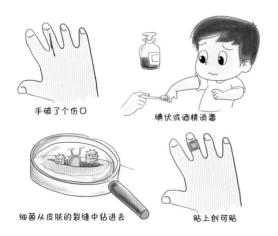

手破了个伤口

碘伏或酒精消毒

细菌从皮肤的裂缝中钻进去

贴上创可贴

我们将外来的入侵者（可能是异物、毒素或者是病原菌）通过痰液的形式排出体外，并激活免疫系统协助处理，小问题就被解决了。当遇到一些特殊情况，比如我们的痰液太浓稠，不容易咳出时，祛痰药就成了我们的好帮手：如溴己新、氨溴索、乙酰半胱氨酸、舍雷肽酶等药物可以分解痰液里的黏性成分、降低其黏滞性，从而解决呼吸道里的痰液过于黏稠无法被咳出的问题，因此被称为黏痰溶解剂；羧甲司坦、桃金娘油等药物可以增加呼吸道黏液的产生，从而稀释黏痰，从另一个角度来解决咳痰困难的问题。

消化道的黏膜也会受伤。幽门螺杆菌的感染会损害黏膜屏障，从而导致消化性溃疡的发生。基于根除幽门螺杆菌的四联抗消化道溃疡治疗就是典型的"组合拳"范例：两种抗菌药物（通常是阿莫西林、克拉霉素）用于清除幽门螺杆菌，一种胃黏膜保护剂（如胶体铋或硫糖铝等）用于保护并修复黏膜，一种抑制胃酸分泌的药物（如奥美拉唑、兰索拉唑等）用于改变胃内的酸碱度。现代研究认为，幽门螺杆菌更喜欢在 pH 较低的酸性环境中生长，而在 pH 较高的碱性环境中生存能力降低甚至无法生存，这种生存特性使抑制胃酸分泌在幽门螺杆菌的治疗中显得

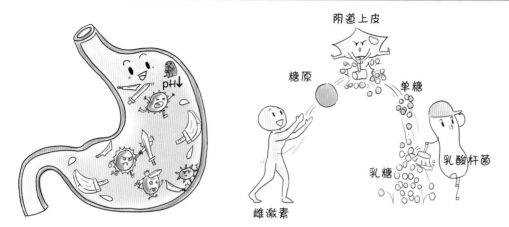

尤为重要。

　　酸碱度的重要性在阴道中也有体现，健康阴道环境 pH 水平在 3.8～4.5 之间，呈中度酸性，随着年龄的改变而略显不同。酸性的阴道环境创建了一个屏障，可以防止不健康的细菌和酵母菌等的过快繁殖而导致的感染。阴道中的乳酸杆菌通过产生乳酸来维持环境的 pH，当乳酸杆菌主导阴道微生物群时，阴道有着更强的抵御感染的能力，当然乳酸也可以杀灭细菌性阴道炎相关的多种致病菌。

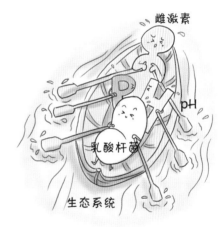

二、合理使用抗菌药物，有效清除病原菌

　　当病原菌冲破了免疫系统的限制时，就轮到抗菌药物"重拳出击"了。抗菌药物的使用也有"拳法"，拳法的宗旨有两条：凝力出拳，指哪打哪。

　　凝力出拳：根据病原菌的种类及耐药性选择最适宜的抗菌药物。不同种类的抗菌药物其特性也不尽相同，就像打印机和复印机，虽然名字听起来很相似，但功能大相径庭。打印机可以帮我们打印文档，而当我们需要复印身份证时，只能看着打印机"望机兴叹"，转而求助于复印机。抗菌药物的使用也是如此，只有适合的抗菌药物，没有万能的抗菌药物，因此请在医生和药师的指导下合理使用抗菌药物。

指哪打哪：根据感染部位的不同而选择最适宜的抗菌药物。抗菌药物进入体内，随着血液的"小河"漂流，经过各个器官时"短暂停留"，在肝脏里"二次加工"，最终通过尿液等途径离开我们的身体。不同的抗菌药物在体内有着不同的"旅途路线"，因此，治疗肺部感染时，应选择在肺部停留时间较长的药物，而腹腔感染的治疗所选的抗菌药物要更"喜欢待在腹腔"，治疗尿路感染的抗菌药物一定要在尿液中有着足够的浓度。

三、增强免疫，携手共筑平衡微生态

在某些特定的情况下，可以使用免疫增强药物，提高我们机体的抗感染能力。这些药物通过多种途径增强免疫：激活一种或多种免疫活性细胞，使低下的免疫功能恢复正常；补充体内缺乏的免疫活性成分，产生免疫代替作用，这类药

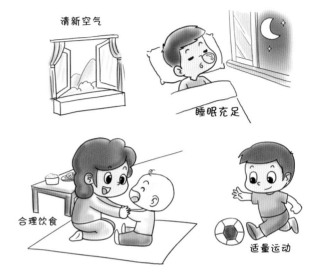

物包括干扰素、胸腺素等。免疫增强剂虽作为辅助治疗的药物，却并非万能神药，在使用过程中也会有不良反应的发生，同样要在医生和药师的指导下使用，切勿盲目滥用。

良好的生活习惯才是提高我们免疫力最有效的方式：保持我们居住的场所安静舒适，空气流通；合理饮食，适当补充各种维生素；睡眠充足、戒烟戒酒、适量运动。健康生活，结合有效的"抗感染组合拳"，才可以为健康保驾护航。

安徽省第二人民医院：陈恒石、蒋磊
中国科技大学附属第一医院（南区）：张哲燮、史天陆

别让抗生素成为健康的杀手
抗生素是把"双刃剑"

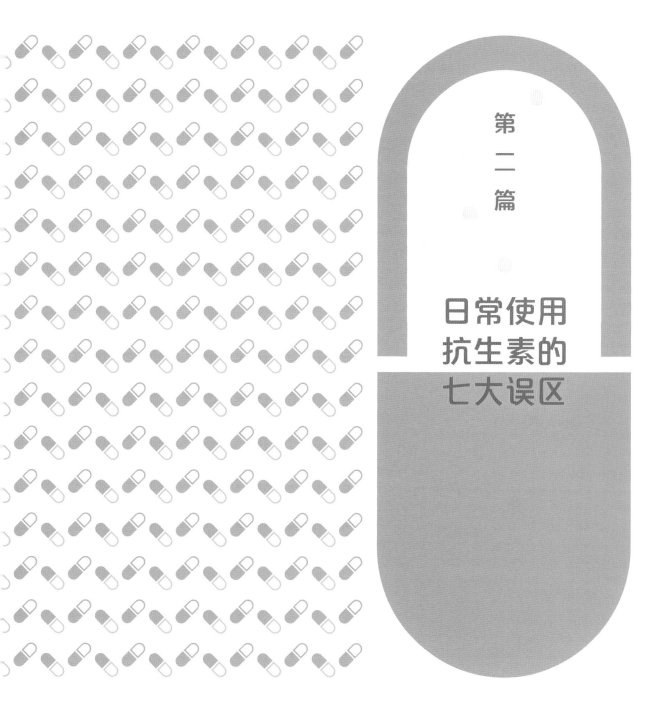

第
二
篇

日常使用
抗生素的
七大误区

2.1

误区一：
抗生素等于消炎药

感冒了、发烧了、拉肚子了，身边总是有人对你说吃点"消炎药"吧。为什么要吃"消炎药"呢？有人回答说是因为身体里有炎症，所以吃点消炎药病才能好得快。而且很多家庭的小药箱中都备有"消炎药"，身体一有点小问题，翻出几颗吃了才放心。很多人潜意识里认为感冒发烧、头疼脑热都是由炎症引起的，吃了消炎药就能药到病除。甚至有些家长带小孩去医院看病，假如医生没有开"消炎药"还不高兴，认为医生不懂医，连炎症都不知道消。

一、炎症到底是什么？什么时候才需要用药？

炎症是机体为防止受伤害的一种反应，可分为非感染性炎症和感染性炎症。

当你撞伤膝盖或扭到脚踝时发生的就是非感染性炎症，你的免疫系统调集白细胞包围并保护这一区域，形成明显的红肿，流经炎症病灶的血量增多和血液速度加快会导致发热，受炎症因子的刺激你会感觉到痛，甚至会引起发炎器官的功能异常，这就是日常生活中我们常提到的"红、肿、热、痛"，这些感受其实与感染并无任何关系，也无须使用抗生素进行治疗。

大家口中常说的炎症其实是其中的感染性炎症，像流感、牙周炎、灰指甲、脚气等这些都是感染，这些感染是由细菌、病毒、真菌等致病的微生物引起的，也会出现和非感染性炎症类似的现象，表现为红肿热痛。普通的炎症我们通过自身的免疫力可消除，但是当致病的微生物过多，过于狡猾，炎症来得太迅猛时，我们机体对付它们就有点力不从心了，这时我们就需要找武器来对抗它们，这个有效的武器就是药物。

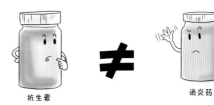

抗生素 ≠ 消炎药

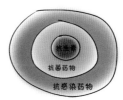

二、消炎药和抗生素不是一个概念！

大家潜意识里觉得抗生素就是消炎药，但抗生素和消炎药其实是两个不同的概念，我们不能把它们画上等号。

消炎药指的是能够消除非感染性炎症的药，一般指解热镇痛药和糖皮质激素，其更准确的称呼应该是"抗炎药"，是一种对症治疗的药物，用于对抗炎症因子引起的红肿热痛，常见的有布洛芬、对乙酰氨基酚、塞来昔布等。消炎药疼痛时可以吃，不疼了就可以停，发热了可以吃，退热了就可以停，和抗生素相比，它没有那么严格的使用周期、使用次数，大多在一般的药店里都可以买到。

老百姓口中的"消炎药"其实表达的是抗菌药物的概念，抗菌药物在感染性疾病中能起到治本的作用，消除引起感染的微生物。抗菌药物在使用过程中应严格按照医生的要求服用，不能擅

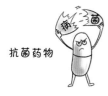

抗菌药物

抗生素（如青霉素、头孢菌素、阿奇霉素、庆大霉素等）
合成抗菌药（如甲硝唑、左氧氟沙星、磺胺类抗菌药、利福平、呋喃妥因等）
抗真菌药（如氟康唑、酮康唑、特比萘芬等）

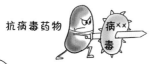

抗病毒药物

如奥司他韦、利巴韦林、阿昔洛韦、恩替卡韦等

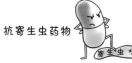

抗寄生虫药物

如青蒿素、甲苯咪唑、阿苯达唑等

自增量、减量、停药、换药，不规范使用会导致体内的细菌发生耐药，让以前对这种细菌疗效比较好的抗生素再次使用时效果不佳，甚至失效。

三、抗生素不是灵丹妙药，它只对细菌有效

抗生素只对细菌有效，对于细菌之外的微生物感染（如病毒感染、寄生虫感染等）、其他炎症性疾病（如风湿免疫性疾病）是不起作用的。但认为抗生素吃多了不好，坚决不用，这种做法其实有点矫枉过正了。我们对抗生素不应该怀有敌意，要科学对待抗生素，到底该不该用这个问题，就交给医生来判断吧。如果医生根据病情给你开具了抗生素，就要严格按照医生和药师的要求服用，一次吃几片、一天吃几次、吃多长时间、饭前吃还是饭后吃，这些都是有严格的规定的，不能随便吃。遵医嘱服用药物，才不容易产生耐药，病才好得快。

成都市第四人民医院：周燕

四川省人民医院：杨勇

2.2

误区二：
贵的抗生素
比便宜的好

在医院里经常能听到这样的对话："医生，我们不差钱，给开最好最贵的药！""医生，给我们家宝宝换高档的抗生素！"类似这样的情况屡见不鲜，甚至还有一些患者会点名要求使用某种抗生素。在他们的潜意识里认为抗生素越贵越好，贵的比便宜的效果好；抗生素越新越好，进口的比国产的疗效好，但从科学的角度看，真的是这样吗？

人们常说"一分价，一分货"，从惯性思维来看，价格贵的商品肯定是质量好的。然而，对于药品来说却不尽然。药品是一种特殊的商品，药品价格是由它的研发成本、原料成本、工艺制备过程以及销售环节等多种因素决定的，而不是简单地由药品对疾病的疗效好坏决定的。

一个药品从研发到上市，大致经历临床前研究、临床试验、上市后监测三个阶段。通俗来讲：临床前研究包括数以万计的化合物筛选、反复确定药物制备工艺、在动物身上做实验等多个

过程；而临床试验是指药品上市前要在人体上进行药物的系统研究，以确定药物的疗效与安全性。只有通过临床试验的药品才能被批准上市，而一个药品即使上市也不是万事大吉了，因为有些不良反应在临床试验阶段并不能完全观察到，所以还要进行药品上市后监测。可以说，一个真正经典的药物从研发到上市，少则十年八年，多则十几二十年。

综合以上各个环节的因素，再经市场调控后就构成了药品的价格。任何一个环节出现变化，都可能造成药品价格波动，比如说近两年由于药品原料短缺和涨价造成的普药、低价药涨价

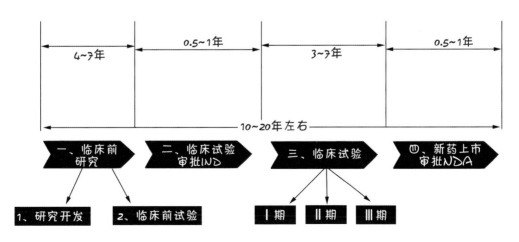

现象；还有近期国家药品带量采购的方案启动后，一些常用的慢病药品价格大幅下降。因此，价格并不是衡量药品质量优劣的唯一因素。

二、如何评价抗菌药物的优劣？

我们评价一个人，会从多个维度去评价。药物和人一样，也各有优缺点。除了"好药""贵药""高档药"这样的描述，我们需要从哪些方面去评价一种抗菌药物是否称得上"优秀"呢？

首先，翻翻抗菌谱。抗菌药物是通过抑制或杀灭细菌来发挥作用的，细菌又分为很多种，如革兰氏阴性菌、革兰氏阳性菌、厌氧菌等。好的抗菌药物可以刚好能够打到敌人但又不伤到友军。所以，不同类型的细菌感染要用不同的抗菌药物，如对付革兰氏阳性菌需要用青霉素、万古霉素，对付革兰氏阴性菌需要用三、四代头孢菌素，对付厌氧菌需要用甲硝唑等。正所谓投其所好，然后得制其命。

第二，抗菌药物是否能够到达感染部位也是一个重要的评价因素。抗菌药物进入血液循环再分布到各组织器官的浓度是不一样的，比如说

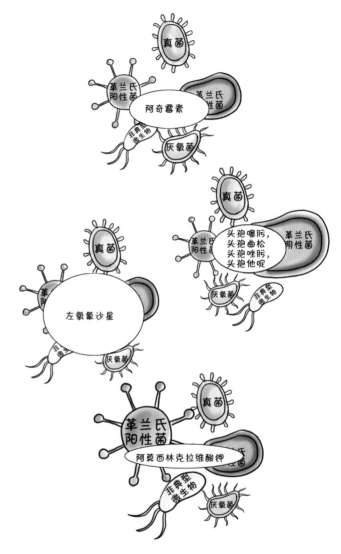

别让抗生素成为健康的杀手
抗生素是把"双刃剑"

我们要治疗骨关节感染，要选择在骨组织关节腔中浓度高的药物；要治疗泌尿系感染，要选择在肾脏、尿道浓度高的药物，这样才会取得更好的抗菌效果。

第三，不能忽略的药物不良反应。抗菌药物是把"双刃剑"，用得好可以一招制敌，用不好可能会发生各种各样的不良反应。比如说青霉素易出现过敏反应，万古霉素容易引起肾毒性，左氧氟沙星可能会造成肌腱断裂，大部分抗菌药物都可能导致消化道反应等，这些问题在使用中需要引起重视并权衡利弊用药。

第四，细菌的耐药性。抗感染治疗是机体、细菌、药物三者相互博弈的过程。抗菌药物在杀灭细菌的同时，如果使用不当也会导致细菌耐药。近年来，细菌耐药已经成为抗感染治疗无法言说的痛，新药研发的速度远不及细菌耐药发展的速度。昨天还有效的药物今天可能就会有细菌对其耐药，长此以往，严重的细菌耐药将导致我们无药可用。

因此，抗菌药物的使用要综合评估各种因素，进行个体化用药，因病情不同而有针对性，绝不能一概而论。

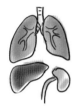
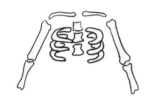

血供丰富的组织：
肝、肾、肺
抗菌药物浓度较高
血供相对较差的部位：
脑、骨、前列腺浓度较低

骨组织
克林霉素、林可霉素、磷霉素（注射）和氟喹诺酮浓度高

前列腺
碱性脂溶性药物较易进入：大环内酯类、磺胺类、喹诺酮类、四环素类

胎盘
氨基糖苷类、氯霉素、四环素、磺胺类易通过

三、选择相对安全、有效的药物，才是最适合的

相信看到这里大家都能理解抗菌药物不是越贵越好、越新越好。抗菌药物品种非常多，同类品种也有很多个，在面对众多选择时，并不一

定要选最贵的。在权衡利弊后，选择相对安全、有效的药物，才是最适合的。比如大家熟知的青霉素，在 20 世纪 40 年代刚生产时，价格堪比黄金，虽然现在很便宜，但仍然是一些疾病的首选药物。再比如说对于肺孢菌感染患者，用所谓"高档"的"万古""泰能"都不行，价格便宜的复方磺胺甲噁唑片才是治疗首选。而且国内很多仿制新药，并不是真正意义上的新药，疗效没有显著提升，但价格却可媲美原研药。所以，在选择抗菌药物时我们要做的就是不迷信新、贵药，相信专业医生和药师的判断。

贵州医科大学附属医院：李晓菲、李明

2.3

误区三：抗生素多用几种好得快

疾病的治疗就像一场没有硝烟的战役，感染性疾病的治疗更是如此。感染性疾病是由病原微生物引起的，面对微生物这种早我们人类几十亿年就已经在地球居住的"老江湖"，想战胜它们确实不是那么容易。于是人们对它有不少揣测："听说现在好多超级细菌，一般抗生素都杀不死，要多用几种才能杀死。""我身体差，一种抗生素不保险，多用几种才更安全。""多用几种抗生素，细菌杀得快，疾病也就好得快。"抗生素品种真的用得越多越好吗？下面我们就来算一算抗生素应用的加减法。

别让抗生素成为健康的杀手
抗生素是把"双刃剑"

一、该做加法及时加

必须承认的是，临床上治疗感染性疾病时存在以下几种情况，确实不宜只用一种抗生素，需要应用两种甚至多种抗生素。

1. 致病的微生物不明确，病情又非常危急时。

有一些感染性疾病，病情进展非常迅速，比如细菌引起的血液感染。严重的血液感染，每延迟用药 1 小时，患者的存活率就下降 7.6%，此时的治疗更像是和死神赛跑。确定血液感染到底是由哪种微生物导致的，是个复杂而缓慢的过程，某些条件下，我们甚至连微生物从哪里入血都无法准确判断。这时，我们往往需要采取广覆盖、大包围的战术，联合使用两种甚至三种抗生素，以求把可能的所有敌人都囊括进来，减少漏杀，从而保命。

2. 不止一种微生物感染，单用一种不能全部打击。

有些感染，特别是波及范围比较大的严重感染，往往不止一种微生物在作祟，而这两种甚至两种以上的微生物之间又不是"近亲"，差别很大，使用某一种抗生素就可能鞭长莫及，这时候就需要各个击破，联合使用两种或多种抗生素。

3. 微生物抵抗力很强，一种药物不足以有效应对。

由于以往抗生素滥用等原因，某些细菌不断进化、升级，使得原来对它们有效的抗生素作用效果减弱，我们称之为"耐药"。虽然我们不断的在开发新的抗生素，锤炼新的"神兵利器"，但是我们武器装备升级的速度有时赶不上细菌的进化，这时别无他法，只能"三个臭皮匠，凑成个诸葛亮"以求将致病微生物合力拿下。

4. 打一场持久战，单一用药容易耐药。

有些感染性疾病治疗起来三、五天就可以获得比较满意的效果，有一些却不那么容易。比如我们熟悉的"痨病"，也就是结核，通常治疗时间至少要在半年以上，这就需要长期服药，而结核杆菌又是一种很"狡猾"的细菌，容易对抗结核的药物产生耐药，此时就推荐多种药物同时使用。

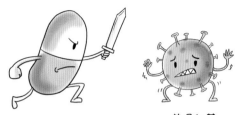

普通细菌

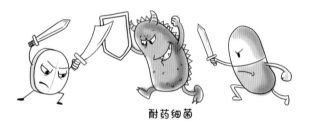

耐药细菌

5. 药物毒性大，需要减量。

有些药"很傲娇"，本事很大，脾气也不小。比如对抗真菌感染的"大神级"药物——两性霉素B，它的作用很广泛，杀菌作用也很强，但是唯一的缺陷就是不良反应太大，导致很多时候用药剂量较低，还不够它展现威力时，不良反应已经非常严重。这时候，往往需要使用低剂量，并加用另外一种药物，虽然两种药物剂量都偏低，无法让它们使尽全力，但是两种药物都出五成力，合起来也能有效杀灭微生物，而且这时候它们各自的不良反应还不显著，一般情况下患者是可以承受的。

虽然上面罗列了联合使用抗生素的很多优点，但有时候并不需要我们使用两种乃至多种抗生素。比如某些细菌一直很"单纯"，对某种或某些抗生素毫无抵抗力，这时我们只需要一种抗生素就能把它杀灭，此时联合用药杀菌并不能更快，相反还会带来以下新的问题。

1. 过度杀菌，破坏菌群平衡。

前面"微生物与人体健康的微生态"一文中提到，人体内本来就有很多细菌，它们从我们生下来开始就与我们相依相伴，它们不仅不会伤害我们，还能起到帮助消化、合成维生素、防御外来菌入侵、增强免疫等作用。如果单药足以起效，我们偏要加用药物进行联合治疗时，加用的药物就可能将这些本来对人体有益的细菌误杀，"自毁长城"就是这个道理。此时，因为有益细菌的缺失，不仅会引起人体消化不良，导致营养缺乏，而且一旦外来微生物入侵，我们也少了一道十分重要的防御屏障，更易得病。

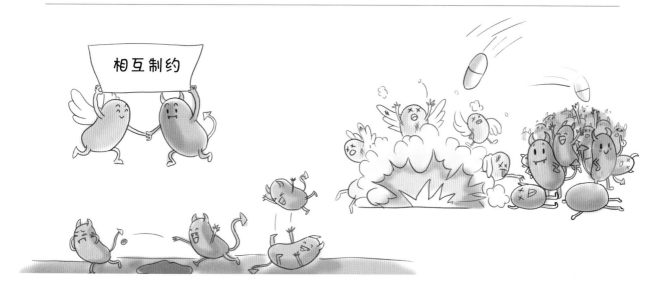

2. 频繁接触，增加细菌耐药。

细菌耐药的一部分原因就是细菌和抗生素之间长期进行不必要的接触。使用一种抗生素进行治疗，随着治疗次数的增多，细菌逐步熟悉了抗生素的作用"套路"，就会产生耐药，相当于它们学会了逃生技能。而一次使用多种抗生素进行治疗，特别是对某些比较敏感的细菌（抗生素可以攻击的细菌），它们就会逐步对多种抗生素产生耐药，这无疑加速了细菌的升级。而且，由于联合用药，其他非致病微生物也会和药物接触，会引成它们逐步耐药，如果一旦

它们某日成为致病微生物，那么我们就会堕入无药可用的绝境。

3. 新的毒性，干扰治疗效果。

联合治疗的心愿是美好的，但有时候可能会适得其反。某些药物的不良反应不一定和用药剂量有关系，比如很多药物的过敏反应，因此每加用一种药物，无论剂量大小，都面临一份风险。如果我们没有必须用药的理由，而仅仅为了"保险"就加用抗生素，可能会因加入的药物发生不良反应而干扰正常的治疗，反而得不偿失。

4.加用有选择，联用有讲究。

一般来说，只有药物作用途径不同时，联合用药才能发挥更好的效果。某些作用机制相似的药物联合以后并不一定会加强杀灭效果。就像考试时，如果我们只在一门功课上下功夫，造成偏科的话，那么即使这门课考满分，我们也不能获得更高的总成绩。因此，加用药物一定要在医生或药师等专业人员的指导下进行，不可自己盲目加用。

三、需要减法果断减

前面提到，某些致病微生物不明确的危重疾病开始治疗时，我们往往广撒网，重拳猛击。但当疾病逐渐被控制，并且我们通过各项检查的结果已开始逐步明确敌人是谁，这时就需要及时缩小包围圈，减少用药品种，只保留其中一种或少数几种有效的抗生素即可，以避免长时间联合用药导致的有益细菌被误杀和不必要的药物不良反应。另一方面，在重拳猛击后有些细菌的生长繁殖能力大大削弱，我们只需要保留一两种有效的药物就可以逐步把它们控制在不致病的水平，

比如结核治疗的强化期往往需要四种或更多的药物联合，而维持治疗时只需要两种即可。此外，由于某些抗生素的价格昂贵，不必要的联合用药也会造成巨大的浪费。

抗生素的使用是门大学问，我们既要保证疾病得到迅速有效的救治，同时也需要考虑细菌耐药、药物不良反应以及治疗的经济性等因素，需要在获益和风险之间反复权衡。

重庆医科大学附属大学城医院：俞秀恒
四川省人民医院：杨勇

别让抗生素成为健康的杀手
抗生素是把"双刃剑"

2.4

误区四：
没见效就换药，
一见效就停药

医生根据病情开具抗生素，在取药时药师会叮嘱您一定要按照处方告知的用法用量按时、足量的服用药物。然而，有些人会因为服用了抗生素之后自觉疗效不佳而自行换药，或者在服药一段时间感觉感染症状好转后自行停药，这种行为是错误的。抗生素需要持续的使用才能起效，是否需要更换抗生素应在医生和药师的指导下进行，感染症状好转时也需要在医生和药师的评估下决定是否停药。下面我们就来看一看为什么一定要这样做。

一、抗生素的起效需要一定的时间

抗生素一旦进入体内即开始产生效果，帮助人体清除体内的致病菌，然而这种清除作用并不是一蹴而就的，需要一个持续而缓慢的过程。可能在用药最初的两到三天，身体的症状并没有明显的好转，不过不用担心，抗生素在体内达到一定的浓度时，它们才能发挥出最大的清除病原菌的能力，这可能需要一段时间。同样，感染症状的好转相较于抗生素的起效是滞后的，抗生素清除病原菌后，病原菌们在人体内残留的"毒素"仍需逐渐消除，而消除的速度取决于自身的身体状况。此外，身体的"红、肿、热、痛"等症状需通过机体的修复来缓解，这个缓解的过程也需要时间。

比如细菌感染引起的咳嗽，在使用抗生素杀灭了致病细菌后，通常不能马上使咳嗽停止，这是因为长期咳嗽会导致呼吸道上皮细胞损伤，使人体气道敏感度增加，这种损伤和敏感度的异常恢复至正常需要一定的修复时间。如果因为咳嗽尚未好转就自行随意更换新的抗生素很容易导致细菌耐药。

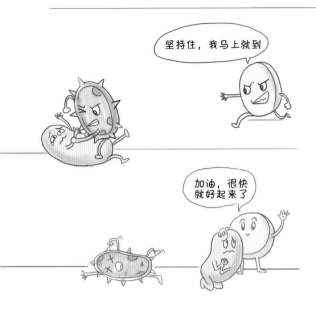

因为在治疗过程中私自停药，这些致病细菌在经历短暂的"休克"后可能又会起死回生，治疗结果将功亏一篑。这些活过来的致病细菌经过了前几天抗生素的"追杀"，会变得比以前更加强大，往往会引起病情反复。因此，请不要自行提前停止抗生素治疗，应完成整个治疗方案，以完全解决感染问题，这有助于稳定病情和防止细菌耐药。

三、细菌的抗生素耐药性

细菌可以通过多种方式对抗生素产生耐药性。有些细菌可以改变抗生素的分子结构，使药物失去活性；有些细菌学会了如何将抗生素排出细菌体外，使抗生素在细菌内部无法达到有效浓度发挥作用；有些细菌可以改变自己的某些结构，使抗生素无法按照原定的攻击方式起效。在接触抗生素后，有时其中一种细菌可以存活，因为它获得了合适的抵御抗生素的方法，便可以繁殖并取代其他被杀死的细菌，成为优势种群。这意味着接触抗生素可迫使细菌开始升级进化，使每次存活的细菌更有可能产生耐药性。更为严重

二、抗生素的治疗应达到足够的时间

大多数抗生素治疗需要用药 7 ~ 14 天，但在某些情况下，较短的治疗也可起作用，因此医生会根据病情决定最佳的治疗方案。在经过几天的治疗后，病情可能会有所好转，有些患者因为担心抗生素的不良反应，在病情稍有改善时就立即停药，或只是短时间地服用抗生素治疗，这些做法都是不可取的。这种错误的抗生素使用方式不仅容易导致病情的反复，而且更容易造成细菌耐药。

别让抗生素成为健康的杀手
抗生素是把"双刃剑"

细菌抵御抗生素的"招数"五花八门

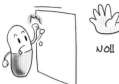

将抗生素拒之门外

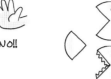

改变药物靶点的结构

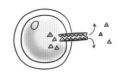

在细胞受损之前将抗生素泵出

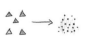

使抗生素降解

的是这种耐药性有时可以在细菌之间传播，使其他细菌获得这种本领。

当细菌发展出抵抗抗生素的能力时，耐药性就产生了。滥用抗生素可使耐药细菌发展。我们每次服用抗生素时，敏感细菌（抗生素仍然可以攻击的细菌）都会被杀死，但耐药细菌会幸免并生长和繁殖。这就是反复使用抗生素可以增加耐药细菌数量的原因。抗生素的耐药性是对公众健康最紧迫的威胁之一。耐药的细菌可导致曾经可以被抗生素治疗的疾病变得无法治疗。而且耐药的细菌通常更难被清除，为了清除它们我们需要付出更高的代价。这些代价有时不仅仅是更高的治疗费用，在某些情况下，耐药菌的感染可导致严重残疾甚至死亡。合理地使用抗生素是控制耐药性传播的关键，因此请在医生和药师的指导

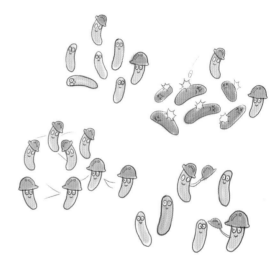

耐药细菌可通过自我复制或将耐药性传给其他细菌，来进一步增加细菌群体的耐药性

下正确使用抗生素，共同营造全社会关心、支持和参与抗生素合理使用的良好氛围。

中国科技大学附属第一医院（南区）：张哲弢、史天陆

2.5

误区五：感冒了就用抗生素

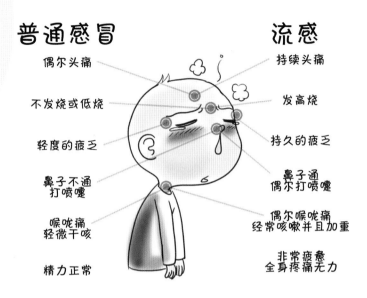

普通感冒
- 偶尔头痛
- 不发烧或低烧
- 轻度的疲乏
- 鼻子不通 打喷嚏
- 喉咙痛 轻微干咳
- 精力正常

流感
- 持续头痛
- 发高烧
- 持久的疲乏
- 鼻子通 偶尔打喷嚏
- 偶尔喉咙痛 经常咳嗽并且加重
- 非常疲惫 全身疼痛无力

感冒分为普通感冒和流行性感冒，普通感冒是最常见的疾病，成人每年患普通感冒平均2～6次，儿童平均6～8次。普通感冒通常是由病毒引起的上呼吸道感染，流行性感冒（以下简称流感）是由流感病毒引起的一种急性呼吸道传染病。感冒的治疗通常以对症治疗、缓解感冒症状、避免继发的细菌感染为主。那么，感冒为什么不能随意使用抗生素？感冒出现哪些情况才需要使用抗生素？

一、感冒为什么不能随意使用抗生素？

普通感冒是一种自限性疾病，多由病毒感染引起，病程大概5～7天。治疗感冒，无论是大专家还是小医生，除了静待病程结束，都没有其他办法能够快速打败它。抗生素是用来对付细菌感染的，不能杀灭病毒，用它来对付病毒引起的感冒，不仅对疾病没有帮助，还可能适得其反。当抗生素无法发挥消灭细菌的正面作用时，不良反应却不会因此而减少，应用过程中可能会产生消化道等不良反应，而且滥用抗生素还易诱导细菌耐药发生。因此，不建议使用抗生素治疗普通感冒，只有当合并细菌感染时，才考虑应用抗生素治疗，如鼻窦炎、中耳炎、肺炎等。而且要在医生的指导下用药，切不可盲目自行服用。

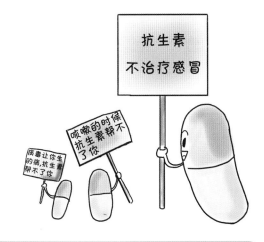

二、治疗感冒药物的使用建议

1. 可以选用的药物种类

√ 减充血剂——可使感冒患者肿胀的鼻黏膜和鼻窦的血管收缩，有助于缓解感冒引起的鼻塞、流涕和打喷嚏等症状，如伪麻黄碱。

√ 抗组胺药——具有抗过敏作用，通过阻断组胺受体抑制毛细血管扩张，降低血管通透性，有助于消除或减轻普通感冒患者的打喷嚏和流涕等症状，如马来酸氯苯那敏和苯海拉明。

√ 镇咳药——通过直接抑制延髓中枢达到镇咳效果，如右美沙芬、可待因。

√ 祛痰药——可提高咳嗽对气道分泌物的清除率，如愈创甘油醚、氨溴索、溴己新、乙酰半胱氨酸、羧甲司坦。

√ 解热镇痛药——主要针对普通感冒患者的发热、咽痛和全身酸痛等症状，如对乙酰氨基酚。

✕ 抗生素——感冒无须常规使用抗生素，除非合并细菌感染。

2. 用药小贴士

▲ 减充血剂使用小贴士

伪麻黄碱能选择性收缩上呼吸道血管，对血压的影响较小，是普通感冒患者最常用的减充血剂。其他血管收缩药物如麻黄素等如果超量使用，可导致血压升高等不良反应，应特别注意。这类药物除口服外，还可直接滴鼻或喷鼻，但一般连续使用不宜超过 7 天。

▲ 抗组胺药使用小贴士

该类药物的常见不良反应包括嗜睡、疲乏等，从事车船驾驶、登高作业或操作精密仪器等行业工作者慎用。

▲ 镇咳药使用小贴士

复方可待因适用于干咳无痰患者，哮喘患者禁用。另外，严重高血压、冠状血管病患者禁用。

▲ 祛痰药使用小贴士

使用愈创甘油醚需注意，肺出血、肾炎和急性胃肠炎患者、妊娠 3 个月内妇女禁用。乙酰半胱氨酸泡腾片应溶于半杯温开水（≤40℃）中服用，千万不可直接吞服。此外，祛痰药不应该与镇咳药同时服用，因为镇咳药对咳嗽反射的抑制作用可能会导致支气管分泌物在体内积聚。

▲ 解热镇痛药使用小贴士

对乙酰氨基酚超量使用可能会造成肝损伤甚至肝坏死。目前市场上的抗感冒药大多为复方制剂，含有上述各类药物中的一种或多种，因此复方抗感冒药应只选一种服用，如果同时服用两种或两种以上的复方抗感冒药，可导致重复用

药、超量用药，增加药物不良反应的发生率。

三、感冒不能随意使用抗病毒药物

引起普通感冒的病毒有上百种，目前尚无专门针对普通感冒的抗病毒药物，故使用抗病毒药物治疗普通感冒不仅无效，反而会因过度使用抗病毒药物增加发生相关不良反应的风险。例如，目前国内在治疗普通感冒时使用率较高的利巴韦林，其实较多属于误用滥用。但针对流感则可使用抗病毒药物，通常在发病 48 小时内进行抗病毒治疗，可减少并发症、降低病死率、缩短住院时间；发病时间超过 48 小时的重症患者依然可从抗病毒治疗中获益。常用的抗流感病毒药物是奥司他韦，成人剂量为每次 75mg，每日 2 次，疗程 5 天。1 岁及以上年龄的儿童应根据体重给药，1 岁以下儿童奥司他韦治疗的安全性和有效性尚未确定。

四、做好预防远离感冒

其实预防感冒很简单，勤洗手、加强锻炼、

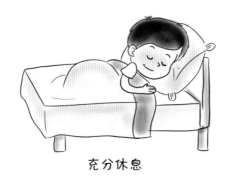

充分休息

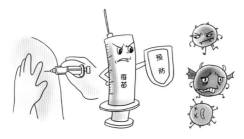

接种流感疫苗

增强体质、生活规律、改善营养状态、避免受凉和过度劳累有助于降低易感性，是预防感冒最好的方法。年老体弱易感者应注意防护，感冒流行时应戴口罩，避免在人多的公共场所出入。对于流行性感冒，除上述方法外，接种流感疫苗是预防流感最有效的手段，可以显著降低接种者罹患流感和发生严重并发症的风险。推荐60岁及以上老年人、6月龄至5岁儿童、孕妇、6月龄以下儿童家庭成员和看护人员、慢性病患者，每年接种流感疫苗。然而导致普通感冒的病毒及血清型众多，且这些病毒变异频繁，因此，很难研发出预防普通感冒的疫苗，而流感病毒疫苗对普通感冒无效。

贵州医科大学附属医院：李晓菲、李明

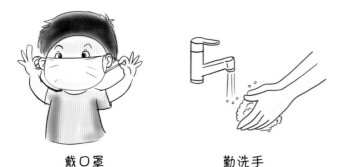

戴口罩　　　　　　勤洗手

2.6

误区六：发烧了就用抗生素

我们常说的发烧在医学上称为发热，是指机体在各种致热原作用下引起体温调节中枢的功能障碍，体温升高或超出正常范围。那温度多高才算发热？正常体温在不同个体之间略有差异，同一个体在一天的不同时辰有差异，在不同的身体部位也有差异。根据对18～40岁健康人群的研究，人体平均口腔温度为36.3～37.2℃，因此将口腔温度＞37.2℃定义为发热。下面我们就来看一下导致发热的原因有哪些，为什么发热不一定需要用抗生素。

一、导致发热的原因有哪些？为什么发热不一定需要用抗生素？

导致发热的疾病有很多种，主要分为感染性疾病、非感染性炎症性疾病、肿瘤性疾病和其他疾病。

感染性疾病	由各种病原体如病毒、细菌、支原体等多种微生物引起的感染，均可出现发热。长期以来感染一直是引起发热待查的最主要的病因，以细菌感染占多数，病毒次之
非感染性炎症性疾病	此类疾病在发热待查中所占的比例近年来有所上升，占20%～30%。例如，类风湿关节炎、系统性红斑狼疮等
肿瘤性疾病	各种恶性肿瘤均有可能出现发热
其他疾病	包括药物热、肉芽肿性疾病、栓塞性静脉炎、溶血发作、隐匿性血肿、周期热、伪装热等

抗生素作为一种"治本"的药物，如果发热的"本"并不是感染性疾病，那么使用抗生素非但不能缓解发热，甚至有可能进一步引起药物的不良反应，从而造成病情的加重。

请记住： 导致发热的原因有很多，不是所有的发热都是由感染引起的，不一定需要使用抗生素。

别让抗生素成为健康的杀手
抗生素是把"双刃剑"

二、发热了应该怎么办?

√ 对于体温≤39℃的发热，建议维持水、电解质的平衡而无须处理发热。

√ 对于体温在 39～40℃的发热，应积极使用物理降温及退热药使核心体温降至 39℃以下，同时维持水、电解质的平衡。不推荐在体温调控机制正常时单独使用物理降温。

√ 对于体温＞40℃的发热，或可能有脑组织损伤或感染性休克风险的患者，可在使用退热药的基础上，用冷水或冰水擦拭皮肤或擦拭皮肤后使用风扇、冰毯和冰袋增加水分的蒸发。

× 使用抗生素。抗生素的应用不应作为常规发热的治疗。

× 使用激素。原因未明的发热，不能使用激素作为退热药物。

三、发热可以选用的一些解热镇痛药

解热镇痛药，也就是我们常说的"退烧药"，主要分为以下四类。

1. 水杨酸类　代表药物有阿司匹林。阿司匹林在西方被称为"百年神药"，具有良好的镇痛、解热和消炎作用。

2. 苯胺类　代表药物有对乙酰氨基酚（扑热息痛），对乙酰氨基酚的解热效果类似于阿司

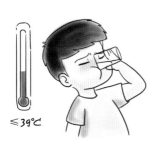
≤39℃

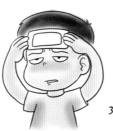
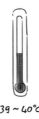
39～40℃

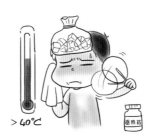
>40℃

抗生素

第二篇
日常使用抗生素的七大误区

匹林，但是镇痛效果较弱，无明显消炎作用。

3. **丙酸类** 代表药物有布洛芬。布洛芬常用于缓解各种原因引起的关节疼痛。

4. **其他** 包括芳基乙酸类（如吲哚美辛）、昔康类（如美洛昔康）等解热镇痛药。

在使用上述药物的过程中切忌过量使用，因为这些药物都有一定的肝肾毒性。如对乙酰氨基酚使用过量时可能会引起中毒，造成严重的肝肾损害，而阿司匹林等药还会引起胃肠不适。出现药物过量的原因有两个方面：一方面是上述药物大多为非处方药，有些人在使用时为了追求更

快、更好的退热效果往往会根据自身"经验"加大剂量；另一方面，市场上销售的很多抗感冒药成分都大同小异，比如含对乙酰氨基酚的复方抗感冒药就超过 30 种，几种抗感冒药一起吃，使得同一成分的药物剂量叠加，导致严重的不良反应。因此，我们在使用抗感冒药时，一定要看清成分。

目前，我们周围仍存在着大量抗生素滥用的现象，不仅造成经济上的巨大浪费，还有可能对原发病的正确诊断造成干扰。因此，我们一定要注意：抗生素的应用不应作为发热的常规处理手段，要避免盲目和不恰当地使用抗生素。

贵州医科大学附属医院：李晓菲、李明

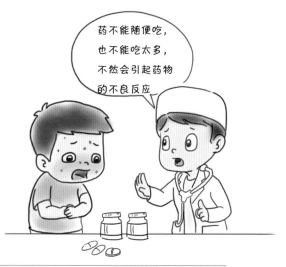

别让抗生素成为健康的杀手
抗生素是把"双刃剑"

2.7

误区七：拉肚子就用抗生素

人可能一周排便三次。在上述范围内都认为是比较正常的，但如果排便次数明显超过平日习惯的频率，且粪便稀薄，水量增加，则可定义为腹泻。判断腹泻，大便的性状比次数更重要。如果确定是腹泻了，有必要用抗生素吗？腹泻了应该怎么办呢？

我们常说的拉肚子，通常是指急性腹泻。全球每年约有 20 亿腹泻病例发生，5 岁以下儿童平均每年发生 3 次急性腹泻，从全球来看，急性腹泻是 5 岁以下儿童死亡的第二大病因（仅次于肺炎）。拉肚子并不是件小事，首先我们要学会如何判断腹泻。在排便次数方面，人和人之间存在差异，有的人可能一天排便一到三次，有的

判断腹泻，大便的性状比次数更重要：
布里斯托大便分类法

1. 坚果状便便	硬邦邦的小块状，像兔子的便便	便秘
2. 干硬状便便	质地较硬，多个小块黏着在一起，呈香肠状	
3. 有褶皱的便便	表面布满裂痕，呈香肠状	
4. 香蕉状便便	质地较软，表面光滑，呈香肠状	正常
5. 软便便	质地柔软的半固体，小块的边缘呈不平滑状	
6. 略有形状的便便	无固定外形的粥状	
7. 水状的便便	水状，完全是不含固态物的液体	腹泻

第二篇
日常使用抗生素的七大误区

一、为什么腹泻不应随意使用抗生素（抗菌药物）？

食物中毒、肠胃消化不良、受凉、胃肠道肿瘤或疾病均可导致腹泻，服用某些药物（例如抗菌药物）或者手术后、放化疗后也可能会发生腹泻，这些腹泻都属于非感染性腹泻，无须使用抗菌药物治疗。轻、中度的感染性腹泻也无须使用抗菌药物。而发生严重腹泻时，应及时去医院就医，在医生和药师的指导下使用抗菌药物治疗，切不可无依据盲目自行服用。

在医生和药师的指导下，常用于治疗腹泻的抗菌药物包括喹诺酮类（诺氟沙星、左氧氟沙星）、复方磺胺甲噁唑、利福昔明。在腹泻治疗的过程中尤其要避免使用可能有肾毒性的抗菌药物，如氨基糖苷类抗菌药物。

二、治疗腹泻药物的使用建议

1. 可以选用的药物种类

√ 口服补液盐——使用口服补液盐可及时补充体内的水分和电解质丢失，防止造成严重的电解质紊乱。

√ 补锌——补锌治疗有助于改善急慢性腹泻患儿的临床预后，减少腹泻复发。

√ 止泻药——使用蒙脱石、消旋卡多曲治疗儿童急性水样腹泻可以缩短腹泻病程和频率。成人使用次水杨酸铋、洛哌丁胺等可减少腹泻持续时间、缓解腹泻症状。

√ 益生菌——儿童急性水样腹泻推荐的益生菌为布拉酵母菌、鼠李乳杆菌。普通的成人腹泻无须服用益生菌或益生元，除非腹泻发生在使用抗生素之后。

✕ 抗生素——腹泻时不应随意使用抗生素治疗。

✕ 抗病毒药物——腹泻时不推荐使用抗病毒治疗。

2. 用药小贴士

▲ 口服补液盐使用小贴士

严重腹泻时体内的水分和电解质会大量丢失，因此应使用口服补液盐进行补液。口服补液盐由氯化钠、氯化钾、碳酸氢钠（或枸橼酸钠）和葡萄糖按照一定比例混合制成，除具有补充水、钠和钾的作用外，对急性腹泻还有治疗作用。口服补液的疗效与静脉补液相比并无差异，还更安全。市场上销售的口服补液盐 Ⅲ 的含量都是固定的，但需要注意的是每袋必须加入 250ml 水才可以配制成最适合人体肠道吸收的低渗透压的口服液，不能使用热水冲泡、不能随意添加牛奶和果汁。为了准确定量溶解成标准的口服液，也不建议通过目测分多次服用。

▲ 儿童补锌使用小贴士

补锌能够促进肠道黏膜功能的恢复，减少腹泻量和缩短腹泻病程，降低随后 3 个月的腹泻的发生率。推荐急性感染腹泻患儿进食后即予以补锌治疗，6 个月以内的患儿，每天补充元素锌 10mg，6 个月以上的患儿，每天补充元素锌 20mg，共 10 ～ 14 天。另外，家长们需要注意锌和牛奶不能同时服用。

▲ 止泻药使用小贴士

止泻药是对症治疗腹泻的药物，对于引发腹泻的病因没有治疗作用，因此，腹泻时不建议首先服用止泻药。

蒙脱石和消旋卡多曲是常用的两种儿童止泻药。蒙脱石是一种天然矿物，服用后能够发挥吸附肠道病毒、细菌和毒素的作用，同时可覆盖肠道黏膜，具有止泻作用，它不会被人体吸收，相对安全性比较高。消旋卡多曲通过减少水和电解质的过度分泌而缓解腹泻。

成人腹泻的治疗可使用次水杨酸铋、洛哌丁胺等。次水杨酸铋可以在水、果汁或牛奶中溶化后口服，或者直接吞服或嚼碎后服用。服药以后可能会引起舌苔和大便变黑，停药后会消失，对人体无害。洛哌丁胺可以让肠道蠕动变慢，也可减少肠道的分泌，但要注意的是服用后可能会产生便秘，出现便秘应及时与医生或药师联系调整剂量。

▲ 益生菌使用小贴士

对于儿童急性腹泻，口服益生菌可缩短 1 天的病程。使用证据比较明确的主要是布拉氏酵母菌和鼠李糖杆菌，或双歧杆菌三联活菌散等。普通的成人腹泻无须服用益生菌或益生元，除非腹泻发生在使用抗生素之后。益生菌和抗生素同服时，需间隔 2 小时。

三、腹泻出现这些情况需要及时就医

一般的急性腹泻，在家观察治疗即可，但对病情未好转或出现下列症状，需要及时就医：

成年人	1. 出现脱水征：明显口渴、眼凹、烦躁易激惹、萎靡。
	2. 腹泻持续2天以上，或重复发生。
	3. 腹部或直肠疼痛。
	4. 腹泻伴高热或频繁呕吐。
	5. 血便或脓便。
	6. 黑便或柏油样便
婴幼儿	1. 腹泻剧烈，大便次数多或腹泻量大。
	2. 不能正常饮食。
	3. 频繁呕吐、无法口服给药。
	4. 高热（<3月龄38℃以上，>3月龄39℃以上）。
	5. 脱水体征明显：明显口渴、眼凹、烦躁易激惹、萎靡。
	6. 便血。
	7. 年龄<6月龄、有慢性病史、有合并症状

健康生活，远离腹泻。通过保持手卫生，吃干净食物、熟的食物，注意保暖等方式能够预防腹泻的发生。对于易导致婴幼儿腹泻的轮状病毒，接种疫苗是目前有效的预防方法。

贵州医科大学附属医院：李晓菲、李明

成年人

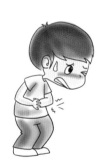

腹部或直肠疼痛

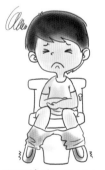

腹泻持续2天以上，
或重复发生

婴幼儿

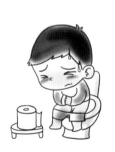

腹泻剧烈

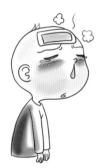

高热

别让抗生素成为健康的杀手
抗生素是把"双刃剑"

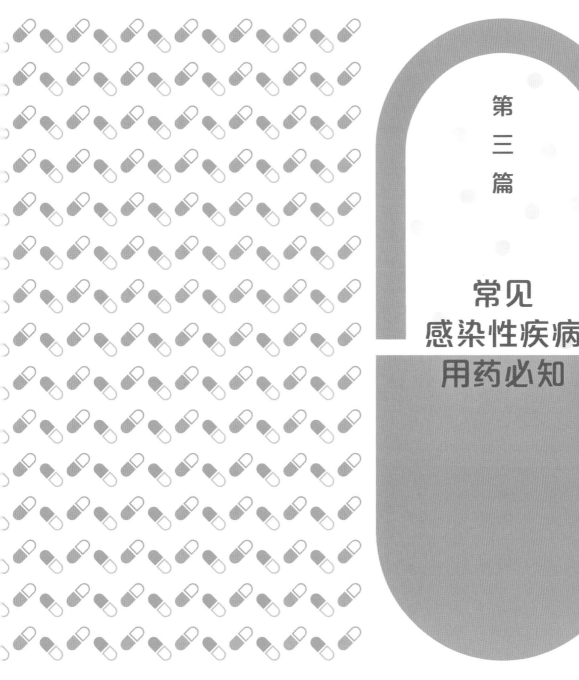

第三篇

常见
感染性疾病
用药必知

3.1

青春已逝痘不走
——痤疮用药

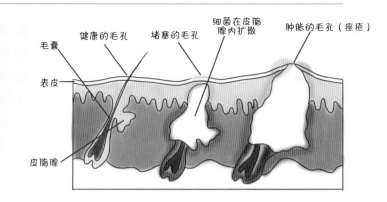

毛囊

表皮

皮脂腺

健康的毛孔　堵塞的毛孔　细菌在皮脂腺内扩散　肿胀的毛孔（痤疮）

说到痤疮，大家可能还感觉有点陌生，但是提到"痘痘""青春痘"那可是再熟悉不过了，相信不少朋友都曾为它生气为它恼。求职面试时、上台领奖时，或者是在披上嫁衣大喜之日，痘痘总是在最不该出现的时候，一夜之间就冒出来，更可恨的是它还尤其偏爱咱们万千呵护的脸蛋。

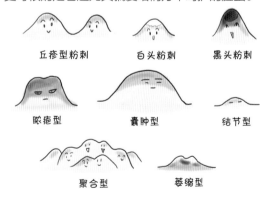

丘疹型粉刺　　白头粉刺　　黑头粉刺

脓疱型　　　　囊肿型　　　结节型

聚合型　　　萎缩型

一、痘痘，缘何而起？

痘痘真是哪里醒目选哪里，它最易出现在面部，其次是前胸和后背，它偏爱这些部位是因为这些部位皮脂分泌旺盛。皮脂是油性的，对皮肤有滋润和保护作用，俗话说物极必反，过多的皮脂会造成毛孔的阻塞。如果你的脸部本身就是"大油田"，那么你长痘痘的机会将远大于别人。那些促进皮脂大量分泌的因素均易导致痘痘的出现，其中影响最大的是雄激素，此外，皮肤毛囊内的一种正常细菌（痤疮丙酸杆菌）过度繁殖，也会加重痘痘，而在整个过程中，一直存在炎症反应。简而言之，油脂大量分泌是关键，雄激素是推手，细菌是帮凶，炎症则贯穿始终。

二、痘痘的分级

医学上按皮损性质将痘痘分为 3 度、4 级，而药物的治疗选择又与痘痘的分级密切相关。

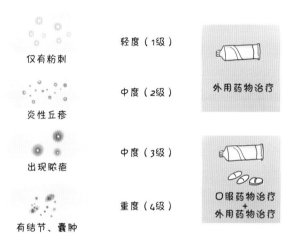

仅有粉刺 — 轻度（1级）— 外用药物治疗

炎性丘疹 — 中度（2级）

出现脓疱 — 中度（3级）

有结节、囊肿 — 重度（4级）— 口服药物治疗 + 外用药物治疗

三、治疗痘痘的药物有哪些？

控制痘痘出现的第一步是要做好皮肤清洁，去掉脸上的油脂、皮屑和细菌的混合物。然而对于较多或严重的痘痘，光做好清洁是不够的，这个时候就轮到药物登场了。痘痘治疗分为外用药物和口服药物治疗，其中外用药物是基础治疗，

中重度痘痘需要同时使用外用药物和口服药物。治疗痘痘的常用药物见下表：

药物类别	代表药物
维 A 酸类外用制剂	全反式维 A 酸、异维 A 酸、阿达帕林
抗生素外用制剂	红霉素、林可霉素、克林霉素、氯霉素、夫西地酸
其他外用制剂	过氧苯甲酰、氨苯砜、二硫化硒、硫黄、水杨酸
口服药物	维 A 酸药物（异维 A 酸、维胺酯），抗生素（多西环素、米诺环素、红霉素、罗红霉素、阿奇霉素），抗雄激素药物（雌激素、孕激素复方制剂、螺内酯），糖皮质激素（泼尼松、地塞米松）

痘痘外用药物主要包括维 A 酸类外用制剂、抗生素外用制剂和其他具有抗菌活性的药物，部分医院自行配制的特色药物，在其不外传的"秘方"中，也大多会包含以上药物。需要特别注意的是：对于药名后带有乳膏、软膏、凝胶剂、搽剂和洗剂的外用药物，用药前一定要仔细看清楚，尤其是老人和小朋友使用时，不要粗心误服，有些成分可能会给身体带来伤害。

爱美的姑娘如果近期有备孕计划或者正在孕期，一定要告诉医生，因为维 A 酸类药物存

在致畸风险，女性患者应在治疗前1个月、治疗期间及治疗结束后3个月内严格避孕，而抗生素中常用的多西环素、米诺环素对于孕妇和哺乳期妇女也是不推荐使用的。

四、用药过程中的几点小疑问

1. 使用维A酸身上起了红斑，该怎么办？

维A酸类药物存在光分解现象（主要是一代维A酸），并可能增加皮肤敏感性，因此用药部位应避免日光照射，一般是每日睡前涂一次。用药部位偶尔会出现轻度皮肤刺激反应，如局部红斑、脱屑，伴有紧绷和烧灼感，不必担心，这种症状通常会随着时间逐渐减轻，如果持续加重，就需要停药并及时就医。

2. 医生同时为我开了几种外用药物，该怎么用？

如果既有外用水剂，又有乳膏、软膏时，通常先用水剂，待其充分吸收后，再使用乳膏或者软膏。需要特别注意的是，如果同时使用含过氧苯甲酰外用制剂和维A酸软膏时，最好分时段外用，因为过氧苯甲酰会使维A酸药效丧失。另外，不要反复使用已经涂抹过患处的棉签，使用不同的药物，建议换用新的棉签。

3. 外用药物开封后能否继续用？

相信不少人遇到过这种情况：上次医生给开的外用药没用完，这次痘痘又冒出来了，仔细一看，窃喜，竟然还在保质期，可以不用排队挂号了。下一秒，陷入了纠结，这药到底还能不能用呢？首先，咱们先要确认这次出现的症状是否与上次一样，如果是一样的问题，一般情况而言，如果软膏还在保质期内，且在妥善保存无污染的情况下，可以继续使用。但如果是溶液型的制剂，则容易出现氧化和变质，尤其是出现了变色或原来澄清的溶液变浑浊时，就不能再用了。

4. 激素能否放心用？

一般激素指的是糖皮质激素，通常用于暴发性痘痘、聚合性痘痘及炎症反应较重的痘痘。很多人听到激素二字就产生了畏惧心理，其实在医生的指导下使用激素并不可怕，大可放心使用，不必过于担心。

5. 治疗痘痘，医生为啥给开雌激素、孕激素？

医生为你开具含雌激素、孕激素的药物时，别意外，没有开错药，也不是用于避孕，而是为了治疗你的痘痘。因为雄激素不是只有男性体内才有，女性体内也有少量雄激素，部分女性患者的痘痘是由体内雄激素分泌增多或激素受体敏感性增加所致，所以需要用雌激素和孕激素来拮抗。

五、四招预防痘痘

痘痘虽不伤及"性命"，却有损"颜面"，谁不想拥有一张光滑无瑕的脸呢？爱长痘的朋友们要记住以下四点，可以有效预防痘痘。

√ 忌食辛辣甜食：想要青春貌美，就得管住嘴，处于痘痘高发期的青年男女应尽量避免辛辣刺激、高糖分和油炸类食物，比如火锅、奶茶、甜点、炸鸡等。

√ 避免长期熬夜：在熬夜加班、看剧、打游戏之后痘痘可能一夜之间长出来，早起早睡，调整好生物钟才不容易长痘痘。

√ 化妆品要少用：日常护肤品还是可以用的，但建议少用 BB 霜、粉底、遮瑕膏等，建议

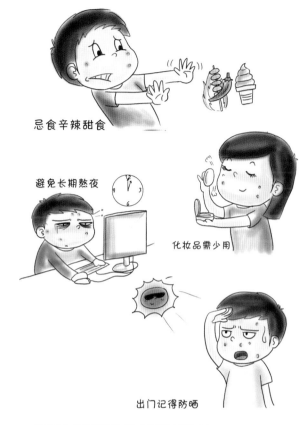

忌食辛辣甜食

避免长期熬夜

化妆品需少用

出门记得防晒

在医生指导下选择合适的护肤品。

√ 出门记得防晒：紫外线照射会使痘痘更加严重，出门记得做好防晒工作，不仅防痘还防斑。

四川省人民医院：崔小娇、杨勇

3.2

耳痛耳鸣听力减
——中耳炎用药

游完泳后感冒了，耳朵隐痛还流脓，时不时感觉耳朵里边有嗡嗡声，没错，你被中耳炎找上门了。该病好发于儿童，当免疫力下降时，成年人也可能得中耳炎。中耳炎虽是常见病，但若不注意，可引起严重的并发症，甚至危及生命，因此小病莫轻视，当心要你命。典型的中耳炎表现为耳痛、耳鸣、听力减退，耳内流脓伴恶臭等，还可能出现畏寒、发热、乏力以及食欲减退等全身反应，耳膜穿孔后脓液流出症状会减轻。感冒、游泳、吸烟、不恰当地擤鼻涕和抠耳朵都有可能诱发中耳炎。

一、治疗中耳炎的药物我该怎么选？

中耳炎虽然可以采用手术治疗，但也千万不要轻视药物治疗，医生会根据你的实际情况选择合适的药物进行治疗。

治疗中耳炎的药物林林总总，包括冲洗药物、

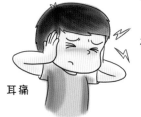

耳痛

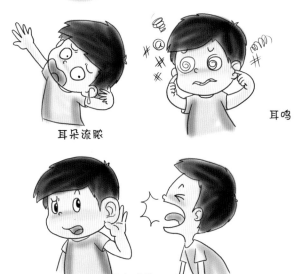

耳朵流脓

耳鸣

听力减退

局部用抗感染药物、减鼻充血剂、鼻用激素、抗生素、抗过敏药和镇痛药。部分药物为处方药，需要凭医生处方购买，包括硼酸冰片滴耳液、含抗生素的滴耳液、口服抗生素等。

口服或静脉输注抗生素也属于一种重要的药物治疗方式，该不该用？用什么？怎么用？用多久？这些问题只有医生才能回答。医生会根据你的实际情况进行评估，若确实需要用，应严格按照医生的指导使用。私自增量、减量、停药、换药，体内的细菌会变得越来越聪明，并且更加顽固，这时选择药物也将变得更加困难。治疗中耳炎的常见药物见下表。

药物类别	药物名称	作用	注意事项
冲洗药物	3% 双氧水滴耳液	杀菌消毒	刚滴入后会有疼痛感，稍后会消失，属于正常反应。 遮光、密闭（10～30℃）保存
	硼酸冰片滴耳液	消炎止痛	如发现溶液中有结晶析出，可用热水温热溶解后再用。 密闭、避光，不超过 20℃保存。 避免用于 3 岁以下儿童。 中耳炎鼓膜穿孔时慎用。 大面积皮肤损害者禁用本品
	1% 酚甘油滴耳液	杀菌、止痛和消肿	只适用于急性非化脓性中耳炎的早期耳痛症状。 耳膜穿孔时忌用

药物类别	药物名称	作用	注意事项
局部用抗感染药物	氧氟沙星滴耳液、左氧氟沙星滴耳液	局部杀菌	使用疗程以 4 周为限，若继续给药应慎用。 出现过敏症状应立即停药
减鼻充血剂	盐酸麻黄碱滴鼻液	减轻咽鼓管的水肿和炎症	只能滴鼻，不能口服。 连续使用不得超过 3 日
鼻用激素	布地奈德鼻喷雾剂	局部抗炎	不可接触眼睛，若接触眼睛，立即用水冲洗。 该药适用于成人及 6 岁和 6 岁以上儿童
抗生素	阿莫西林、阿莫西林/克拉维酸钾、头孢呋辛、头孢地尼	抗感染	青霉素过敏患者慎用头孢菌素类药物（有青霉素过敏性休克者禁用头孢菌素类药物）。 凭医生处方购买，在医生的指导下使用
抗过敏药	氯雷他定、氯苯那敏	抗过敏	服用后可能引起乏力、嗜睡，属于正常现象，避免驾驶或者操作精密仪器
镇痛药	布洛芬、塞来昔布、对乙酰氨基酚	止痛	该类药物胃肠道反应大，为了降低胃肠道的刺激，可伴随食物同服

二、盐酸左氧氟沙星滴耳液怎么用？

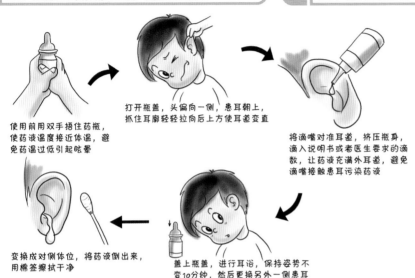

使用前用双手捂住药瓶，使药液温度接近体温，避免药温过低引起眩晕

打开瓶盖，头偏向一侧，患耳朝上，抓住耳廓轻轻向后上方使耳道变直

将滴嘴对准耳道，挤压瓶身，滴入说明书或者医生要求的滴数，让药液充满外耳道，避免滴嘴接触患耳污染药液

变换成对侧体位，将药液倒出来，用棉签擦拭干净

盖上瓶盖，进行耳浴，保持姿势不变10分钟，然后更换另外一侧患耳

三、左氧氟沙星滴眼液可以用来滴耳吗？

　　左氧氟沙星滴眼液和滴耳液都含有左氧氟沙星，很多人认为这两种药液成分差不多，而且都是外用的，效果应该也一样，因此经常将这两者混用。其实这两种药液中左氧氟沙星的含量以及其他辅料成分是不一样的，选用滴眼液滴耳容易增加不良反应，导致治疗的失败，建议选用专门的滴耳液进行治疗。

四、鼻用药物也可以用来治疗中耳炎？

　　含有激素的喷鼻剂和减鼻充血剂可以缓解咽鼓管黏膜的肿胀，降低中耳腔负压，减少渗出，缓解疼痛，有助于中耳炎的恢复，因此常配合其他药物来治疗中耳炎。

五、抗生素什么时候可以停？

　　不同年龄段的患者，病情的严重程度不一样，抗生素的使用时间不一样，一般情况下，＜2岁和重症患者需要使用10天，2～6岁的轻中度患者需要使用7天，＞6岁的轻中度患者需要使用5～7天。在治疗过程中即使症状有所好转，也千万不要擅自停药，抗生素该不该停，何时停，需要医生来评估，自行停药很容易导致中耳炎的复发。

别让抗生素成为健康的杀手
抗生素是把"双刃剑"

六、远离中耳炎我该怎么做?

√ 防治感冒。

√ 防治耳鼻喉疾病，如鼻窦炎、扁桃体炎、咽炎。

√ 纠正不良生活习惯，如保持耳道干燥、避免耳朵进水、避免频繁用力掏耳朵、注意口腔卫生、擤鼻涕姿势要正确、戒烟并远离二手烟等。

√ 定期检查听力。

√ 清淡饮食，避免吃辛辣刺激食物。

成都市第四人民医院：周燕

四川省人民医院：杨勇

3.3

黄色鼻涕流不停——鼻窦炎用药

黄色的鼻涕一直流，擤不完，擦不尽，一不小心就变成了一场持久战。鼻窦炎的典型表现为鼻塞、流脓涕、嗅觉减退、局部疼痛和头痛。急性鼻窦炎还常伴有畏寒发热、周身不适、食欲减退等全身症状。不同于感冒或过敏时的鼻炎，鼻窦炎服用抗感冒药后缓解不明显，因此不能把鼻窦炎当作普通感冒对待，“草草服药了事”。

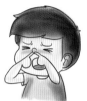

鼻塞

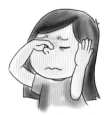

局部疼痛和头痛

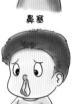

流脓涕

居然闻不到！

嗅觉减退

一、哪些药物可以治疗鼻窦炎？

药品类别	常用药品	作用
糖皮质激素	鼻用糖皮质激素：布地奈德鼻喷雾剂、丙酸氟替卡松鼻喷雾剂、糠酸莫米松鼻喷雾剂	减轻黏膜充血肿胀，缓解鼻塞，减少流涕
	口服糖皮质激素：泼尼松	
抗菌药物	红霉素、阿奇霉素	清除引起炎症的细菌
	阿莫西林、阿莫西林/克拉维酸钾、头孢克洛、头孢呋辛酯、头孢丙烯，成人还可选用左氧氟沙星	
抗组胺药和抗白三烯药	氯苯那敏、氯雷他定、孟鲁司特	减轻鼻腔鼻窦黏膜的炎性反应

续表

药品类别	常用药品	作用
黏液溶解促排剂	溴己新、氨溴索、桃金娘油、桉柠蒎	溶解鼻窦中的浓鼻涕，使其便于排出
减充血剂	羟甲唑啉喷鼻剂、呋麻滴鼻液	缓解鼻黏膜充血肿胀，减轻鼻塞，改善鼻腔通气
鼻腔冲洗	生理盐水、高渗盐水	清除鼻腔黏膜黏液

二、鼻窦炎药物治疗的"组合拳"如何打？

无论是急性鼻窦炎还是慢性鼻窦炎，鼻用激素＋鼻腔冲洗都是药物治疗的基础。常用的鼻用激素安全有效，对于病情严重和反复发作的鼻窦炎可口服糖皮质激素治疗。鼻腔冲洗液体可选用生理盐水或生理海水，主要有盥洗法和喷雾法，儿童宜选择喷雾法，以免发生呛水、耳痛等不良反应。鼻用激素一般需长期用药至症状控制后 2 周。

抗生素在急性鼻窦炎或慢性鼻窦炎出现鼻涕变黄、变浓和伴头痛等急性发作的症状时可考虑选用，且必须在医生的指导下正确使用。

过敏性鼻炎或哮喘患者可加用抗过敏药，能够有效改善打喷嚏、鼻痒、鼻后滴漏和味觉障碍等症状。鼻涕不易排出时可加用氨溴索、桃金

别让抗生素成为健康的杀手
抗生素是把"双刃剑"

娘油，使鼻窦中的浓鼻涕变稀，便于排出。呼吸不畅时可选用减鼻充血剂，缓解鼻黏膜充血肿胀，减轻鼻塞，改善鼻腔通气。

常规药物治疗后效果不理想可谨慎使用阿奇霉素和中药治疗，但该疗法不适用于婴幼儿和孕妇。

三、布地奈德鼻喷雾剂怎么用？

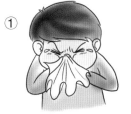

① 用药之前擤鼻涕或者冲洗鼻腔，清除鼻涕

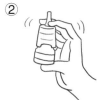

② 振摇药瓶，打开棕色的保护盖

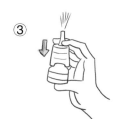

③ 按图示姿势握住药瓶，第一次用药前，振摇药瓶后向空气中喷压药液5~10次，获得均匀喷雾，若一整天不使用，再次重复此操作

小贴士：鼻涕你擤对了吗？

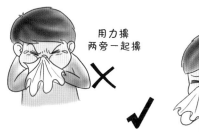

用力擤
两旁一起擤

将手帕或纸巾放在鼻孔前，用手指压住一侧鼻孔，对侧鼻孔的鼻涕即被擤出，将鼻涕擦净，用同法，再擤另一侧

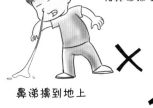

鼻涕擤到地上

将头稍微仰起，使鼻涕向后流，再轻轻吸鼻，使鼻涕经后鼻孔排出，流入口咽部，再轻轻吐到纸上

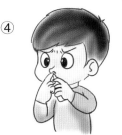

④ 将喷头插入鼻孔，左手喷右侧鼻孔，右手喷左侧鼻孔，避免直接喷向鼻中隔，喷压规定的剂量

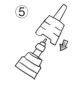

⑤ 用纸巾擦净喷嘴，盖上瓶盖

四、鼻窦炎使用激素安全吗？

治疗鼻窦炎的激素主要是鼻用激素，含激素的鼻喷雾剂每次推荐使用的剂量不到人体每日正常生理分泌量，而且由于是鼻腔局部给药，吸收入血的激素药量极少，不足以导致肥胖、骨质疏松、免疫力下降等不良反应，对于治疗鼻窦炎带来的好处远远多于它可能带来的不利影响。因此只需按照说明书或者医生要求的剂量规范用药，不用害怕它的不良反应，也不必担心使用它会产生依赖性。

五、鼻窦炎必须用抗生素吗？

急性鼻窦炎患者伴有高热（体温≥39℃）、流浓稠鼻涕、症状持续 10 天以上无好转时，可在医生及药师的指导下规范使用抗生素。

慢性鼻窦炎虽然与微生物感染有关，但细菌感染不是其发病的唯一和关键因素，因此治疗上以抗炎为主，使用抗生素要慎重。

六、远离鼻窦炎我该怎么做？

√ 养成良好的生活习惯，注意室内卫生，保持室内通风，改掉抽烟喝酒等坏习惯。

√ 过敏性鼻炎患者，应尽量避免接触可能诱发过敏的尘螨、粉尘等。

√ 经常做鼻部按摩，坚持鼻腔冲洗，积极预防鼻窦炎。

√ 得了鼻窦炎，应去医院正规医治，规范用药，不能盲目相信"江湖传言，祖传秘方"，以免延误治疗，甚至加重病情。

重庆医科大学附属大学城医院：俞秀恒

四川省人民医院：杨勇

别让抗生素成为健康的杀手
抗生素是把"双刃剑"

3.4

口臭牙痛总出血
——牙周炎用药

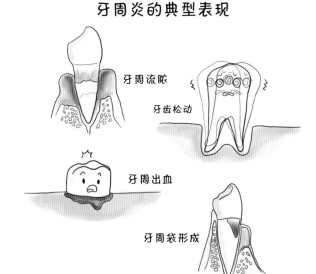

牙周炎的典型表现

牙周流脓
牙齿松动
牙周出血
牙周袋形成

"别人一笑满口白牙，自己是口臭加黄牙，牙齿不健康，吃嘛嘛不香"，说起牙周炎，很多人真的是恨得"牙痒痒"。牙齿肿痛、出血、松动，痛起来真要命，遇到酸、冷、硬的食物也只能强忍冲动，"含泪"拒绝。不仅如此，最让人厌恶的还有顽固的口臭，再撩人的香水也遮不住张嘴的那一口臭气。得了牙周炎，牙齿让人烦。牙周炎的典型表现有牙周袋形成、牙周流脓、牙齿松动、牙周出血。

一、牙周炎是如何形成的？

我们的身体就像一座"微生物工厂"，人的口腔生活着大概 80 种微生物，主要是细菌，可不要"谈菌色变"，正常的细菌是我们的好伙伴、好朋友，像卫士一样保护着口腔免受坏人（有害微生物）的侵扰，当然这些细菌也会黏附于牙齿上，大量繁殖，形成牙菌斑。刷牙时如果牙菌斑不能被很好地清除，就会进一步发展变硬成为牙

第三篇
常见感染性疾病用药必知

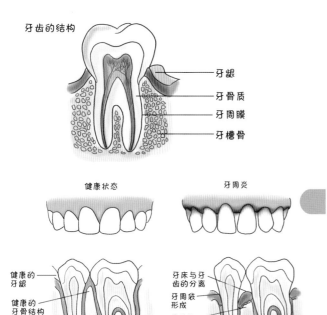

牙齿的结构

牙龈
牙骨质
牙周膜
牙槽骨

健康状态　　　　　牙周炎

健康的
牙龈
健康的
牙骨结构

牙床与牙
齿的分离
牙周袋
形成
骨结构
破坏

垢和牙石。牙菌斑、牙垢和牙石会刺激周围的牙龈，引起牙龈发炎红肿、出血，牙周炎是牙龈炎的升级版，如果牙龈炎未能及时治疗，炎症扩散到牙周膜、牙槽骨则发展成牙周炎，导致牙周支持组织被破坏，牙齿和牙龈之间缝隙加宽形成牙周袋，还会出现牙槽骨的吸收破坏，进而动摇牙齿的根基，出现口臭、牙齿松动、牙缝变大，甚至牙齿脱落。

所谓"冰冻三尺非一日之寒"，牙周炎的发生是一个缓慢的过程，很多因素都会推波助澜，比如牙菌斑、牙石、创伤性咬合、食物残留和口呼吸等。烟民、糖尿病患者、孕妇、牙齿不整齐的人都是牙周炎的易患人群。

二、得了牙周炎怎么办？

● 牙周炎伴有急性牙周脓肿，形成脓液后，需要切开引流处理。

● 牙周炎的治疗保持口腔卫生很重要，正确刷牙是关键。

● 清除牙石和牙菌斑，通过日常的刷牙不容易去除，需要定期到医院清理。

● 补牙，通过填充龋洞，使缺损的牙齿保持完整，避免塞牙。

● 机械治疗无效时可选用药物治疗。

三、牙周炎可以使用哪些药物？

治疗牙周炎的药物主要有两大类：局部使用的药物和全身使用的药物。用药过程中需要注意以下几点：

- 对青霉素过敏患者禁用阿莫西林。
- 服用甲硝唑期间禁止饮酒。
- 四环素和多西环素禁用于孕妇和 8 岁以下儿童。

治疗牙周炎的常见药物见下表：

药物类别	常用药物	作用
含漱剂	醋酸氯己定含漱液、甲硝唑溶液	抗菌，减少牙菌斑的形成
冲洗药物	过氧化氢溶液、碘伏	消毒防腐，清洁牙周
缓释抑菌剂	盐酸米诺环素软膏（须由专业医师使用）	持久抑菌，阻止骨破坏和吸收
抗生素	阿莫西林、甲硝唑、多西环素、罗红霉素	抗菌，治疗急性牙周脓肿、慢性重度牙周炎
其他药物	布洛芬	镇痛

四、刷牙就可以完全清洁口腔吗？

其实，即使刷牙方法完全正确，通常也只能清除 50% 的牙菌斑，还有一半的牙菌斑狡猾地躲藏在我们的牙间隙里面，牙刷够不着也刷不到。因此，为了达到比较理想的清洁口腔的目的，我们不仅要掌握正确的刷牙方法，而且还需要使用牙线、牙缝刷和漱口水进行口腔护理。

五、用力刷牙，小心牙齿磨损！

刷牙用力过猛，会导致牙齿或牙龈的磨损，牙齿磨损是不可再生的，所以为了避免刷牙磨损牙齿，对待不同位置的牙齿，刷牙时应轻重有别。通常来讲，容易隐藏牙菌、清洁难度大的位置，比如内侧面的牙齿，刷牙力度可以大些，门牙不易隐藏牙菌，且最容易发生磨损，刷牙力度要轻。

正确刷牙方法

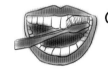

上后牙外侧从上往下刷

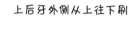

上牙从上往下刷

咬合面要来回刷

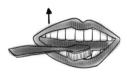

下牙从下往上刷

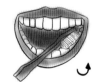

下后牙内侧从下往上刷

小贴士：刷牙应注意下面这些问题：

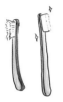 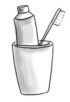 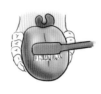

勤换牙刷　　　牙刷头朝上放　　牙齿舌苔一起刷

  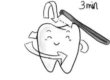

水温宜温不宜冷

前后、上下、左右、颊舌
侧面面俱到，刷牙时间要
足够，每次不得少于3分钟

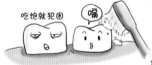

餐后睡前勤刷牙

信号，如果出现牙龈红肿，刷牙出血，这可能是牙周炎的征象，应尽早到医院诊治。

√ 注意饮食，切勿常喝冰茶、可乐、柠檬汽水等会对牙齿造成不同程度伤害的饮料。

√ 养成良好的生活习惯，戒烟戒酒。

√ 适当锻炼，增强牙周组织抗病能力。

重庆医科大学附属大学城医院：俞秀恒

四川省人民医院：杨勇

六、生活中如何预防牙周炎？

√ 注意口腔卫生，做到早起及睡前刷牙、饭后漱口，掌握正确的刷牙方法。

√ 定期检查口腔，密切注意牙周炎的早期

3.5

咽痛喉痒真难受
——咽炎用药

咽炎的典型表现

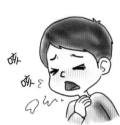

久咳不愈

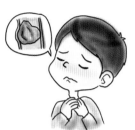

异物感

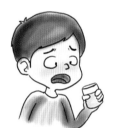

干燥感

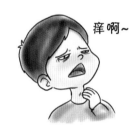

痒感

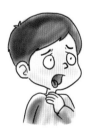

烧灼感

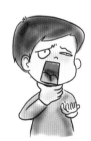

刺激感

嗓子又干又痒，久咳不愈，吞东西感觉喉咙里有东西，咳不出又咽不下，整个人很难受，心里很崩溃，没错，这就是咽炎。得了咽炎咽部可有各种不适感，如异物感、烧灼感、干燥感、痒感、刺激感和轻微的疼痛等，还可能出现头痛、发热、乏力等全身不适的症状。慢性咽炎多见于成年人，急性咽炎成人和儿童都可能发病。吸烟、饮酒、嗜食辛辣食物、熬夜等都可能是咽炎的罪魁祸首。

一、哪些药对咽炎有效？

咽炎需要早发现、早预防、早治疗，假如你不重视，急性咽炎很容易发展成为迁延不愈的慢性咽炎，影响睡眠，干扰生活。除了加强护理以外，咽炎的药物治疗也比较重要，主要包括各种含片、含漱液、喷雾剂、中成药、抗生素和维生素。咽炎的主要治疗药物如下表：

药物类别	代表药物
含片	银黄含片、草珊瑚含片、西瓜霜含片、清凉含片、碘化铵含片、地喹氯铵含片、溶菌酶含片
含漱液	复方氯己定含漱液、复方硼砂含漱液
喷雾剂	开喉剑喷雾剂、金喉健喷雾剂
中成药	甘桔冰梅片、巴特日七味丸、咽炎片、蓝芩口服液
抗生素	头孢呋辛酯、头孢克洛
维生素	维生素 A、维生素 B_2、维生素 C、维生素 E

二、含片你用对了吗？

错误用法	正确用法
× 咀嚼吞咽含片	√ 贴近舌根部，尽量贴近喉咙含服，含服时间尽量久一点
× 长期服用	√ 按疗程服用
× 用药后马上喝水清洗嗓子	√ 含后 30 分钟内不宜进食或喝水

错误用法	正确用法
× 含片不会引起过敏	√ 含后偶尔会发生过敏，若过敏宜及时停药，对含片中某种成分过敏不宜选用该种成分的含片
× 想含几片含几片，想含几次含几次	√ 含片也是药，应按照说明书和医生要求使用
× 含着药片真舒服，歌声唱起来	√ 使用含片时应保持安静，不要大声讲话

三、咽炎可以根治吗？

咽炎是耳鼻咽喉科常见病、多发病、难治病，患上咽炎会让喉咙非常不舒服，治好了下次又容易反复发作，这和咽喉特殊的位置有关。咽部是呼吸道和消化道的共同通道，呼吸时容易带入空气中的细菌、病毒、粉尘等，吞咽时各种刺激性食物容易造成咽部黏膜的损伤，产生炎症，因此咽炎病程很长，症状顽固，难以治愈。咽炎虽然不容易根治，但正确的药物治疗和养成健康的生活方式可以让它不容易复发。我们可以通过清淡饮食、不抽烟不喝酒、不吃辛辣刺激食物、避免到粉尘过多的地方或者佩戴口罩，来减少咽炎发作的概率。

服用含片后嗓子会感觉很清凉很舒服，咳嗽的次数也减少了，但只要嘴里没含片，感觉咽炎的症状马上就卷土重来了，因此很多人口中常有含片，一年四季不间断。这样做对吗？其实这样做治标不治本，含片也没有真正治好咽炎，反而容易掩盖真实病情，耽误治疗。而且大多数含片含有蔗糖，蔗糖长期存在于口腔中容易破坏口腔的正常微生态，滋生有害细菌，加重咽部的不适感。对于咽炎，含片只能起到辅助治疗的作用，不宜长期使用，若使用后没有真正好转，应及时停用，更换其他的药物进行治疗。

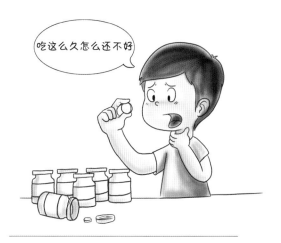

吃这么久怎么还不好

当遇到嗓子不适、反复咳嗽的人时，很多人的第一反应就是避而远之，他们认为咽炎是炎症，炎症会传染。有些患有咽炎的家长为了保护婴幼儿，甚至都不敢抱，害怕传染给娇弱的宝宝。这样做有必要吗？

其实，慢性咽炎一般是不会传染的，因为它和人的饮食习惯、长期的工作生活环境、职业等有关，它是咽部黏膜、黏膜下及淋巴组织等自身组织的慢性炎症，没有可以传染给他人的病原体，因此不会传染。

急性咽炎有一定的传染性，这种传染性体现在以下两方面。

● 人与人之间的传染：病毒引起的急性咽炎会经过飞沫或者密切接触而传染给他人。

● 感染部位的传播：炎症可以从咽喉传染到其他部位，如蔓延到扁桃体引起扁桃体炎。

急性咽炎虽然具有一定的传染概率，但却不是百分之百会传染，我们可以通过及时治疗，减少传染的可能性。

六、咽炎要不要吃抗生素?

很多人面对各种"炎",不管是鼻炎、扁桃体炎、中耳炎,还是现在我们说的咽炎,都会习惯性地购买和服用抗生素。慢性咽炎多数为非细菌感染,一般不需要进行抗感染治疗,因此不可随意滥用抗生素,其治疗关键在于及早发现及早治疗,消除致病因素。急性咽炎若是由细菌感染引起,伴有咽部疼痛、脓苔、发热等症状时可在医生或药师的指导下正确使用抗生素。

七、得了咽炎平时应该注意什么?

√ 避免长时间大声讲话或喊叫。

√ 饮食调节,多喝水、多吃蔬菜水果等清淡食物。

√ 心理调节、加强体育锻炼、增强体质、预防感冒。

√ 改善生活及工作环境,养成良好的生活习惯,避免接触粉尘或化学气体,保持室内空气流通,戒烟戒酒,保持鼻、咽及口腔卫生。

成都市第四人民医院:周燕
四川省人民医院:杨勇

3.6

反酸打嗝胃隐痛
——胃溃疡用药

我们得以享受珍馐美馔,胃功不可没。胃是食物经过消化道的第一道关卡,管"入"的是贲门,管"出"的则是幽门,胃兼具了"研磨机"和"搅拌器"的功能。在生活中,我们总能听到周围人抱怨自己胃不好,有些人是觉得胃里老冒酸水、爱打嗝,而有些人是觉得吃了饭胃不舒服,隐隐作痛,不敢多吃,还有些人是说自己饿不得,一饿就疼,一吃就好。如果遇到这样的情况,就提示我们可能是存在胃溃疡。

一、为什么会患胃溃疡？

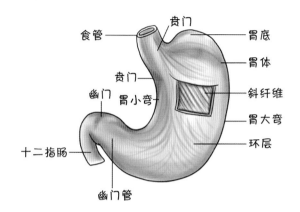

食管
贲门
贲门
胃底
胃体
斜纤维
胃大弯
环层
幽门
胃小弯
十二指肠
幽门管

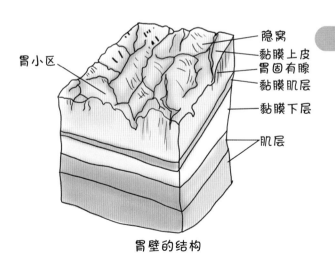

胃小区
隐窝
黏膜上皮
胃固有腺
黏膜肌层
黏膜下层
肌层

胃壁的结构

我们的胃其实一直处在"水深火热"之中，相信大家一定都知道胃里存在着大量胃酸，虽然胃酸具有很强的腐蚀性，但在正常情况下胃却安然无事，原因在于胃内有一层厚厚的黏液层，同时胃黏膜还会分泌很多物质来保护胃壁。但是，幽门螺杆菌感染、服用非甾体抗炎药（如阿司匹林、布洛芬等）会导致胃酸生成过多引起胃溃疡，最开始是胃黏膜损伤，进一步发展至黏膜下的肌层形成开放性疮口，即溃疡。如果损伤持续加重，这个"伤口"加深，可导致消化道穿孔或是大出血，则会危及人的生命。

二、治疗胃溃疡的药物该怎么选？

胃溃疡的治疗主要包括两大部分，即抑酸治疗和抗幽门螺杆菌治疗。在确诊胃溃疡后，一般医生会开具幽门螺杆菌相关的检查，检查结果一出来，就可以"因病施策"了。如果检查单上显示幽门螺杆菌阴性，则只需进行抑酸治疗；如果结果显示阳性，那么也不用担心，医学上有针对该菌的"定制套餐"，只是在治疗上稍显麻烦，需要先进行 10 天或 14 天抗幽门螺杆菌治疗后，

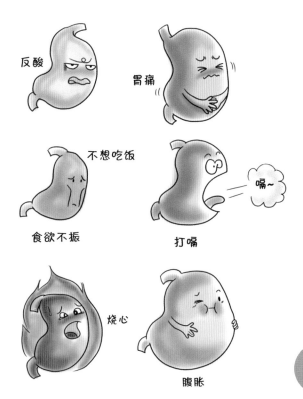

反酸

胃痛

不想吃饭

食欲不振

嗝~

打嗝

烧心

腹胀

在服用硫糖铝、胶体果胶铋的过程中若出现严重便秘需及时就诊，必要时换用铝碳酸镁等继续治疗。如果服用胶体果胶铋期间出现大便灰黑色，不用紧张，这是药物的正常反应，停药后这个现象就会消失。治疗胃溃疡的常见药物见下表。

药物类别		代表药物
抑酸药	质子泵抑制剂	奥美拉唑、兰索拉唑、泮托拉唑、埃索美拉唑、雷贝拉唑
	H_2 受体拮抗剂	西咪替丁、雷尼替丁、法莫替丁、尼扎替丁、罗沙替丁
胃黏膜保护药		硫糖铝、胶体果胶铋、替普瑞酮、铝碳酸镁
抗生素		甲硝唑、克拉霉素、左氧氟沙星、阿莫西林、呋喃唑酮、四环素

三、体检查出了幽门螺杆菌却没有症状，需要治疗吗？

再开始抑酸治疗。胃溃疡治疗周期一般是 6～8 周，时间上相对较长，但大家一定要坚持治疗，药不能停。

此外，对于老年人胃溃疡、难治性溃疡、巨大溃疡和复发性溃疡，医生在进行抑酸治疗和抗幽门螺杆菌治疗的同时，会加用胃黏膜保护药。

无论是因为胃部不适就诊，还是没有症状例行体检时偶然发现，幽门螺杆菌阳性建议进行根除性治疗。幽门螺杆菌感染，不但与胃溃疡的发生密切相关，研究显示它还是胃癌发生的重要危险因素。目前常用的根除幽门螺杆菌的方案为4 药联用方案，即质子泵抑制剂（PPI）＋铋剂

别让抗生素成为健康的杀手
抗生素是把"双刃剑"

+2 种抗生素，共有 7 套"组合拳"，具体见下表。

方案	PPI	铋剂	抗生素 1	抗生素 2
①			阿莫西林	克拉霉素
②	任选一种		阿莫西林	呋喃唑酮
③	奥美拉唑、	任选一种	阿莫西林	甲硝唑
④	兰索拉唑、	胶体果胶	阿莫西林	四环素
⑤	泮托拉唑和	铋、枸橼酸	四环素	甲硝唑
⑥	埃索美拉唑	铋钾等	四环素	呋喃唑酮
⑦	等		阿莫西林	左氧氟沙星

保证治疗成功有三大关键，一是选对药，在医生询问病情时应详细告知医生有无青霉素、头孢等药物的过敏史，利于医生做出治疗选择。二是疗程足，通常疗程是 10 天或 14 天，如果漏服、自行停药，那么很有可能前功尽弃，细菌会卷土重来。三是服药时间，PPI 餐前半小时服用，抗生素餐后半小时服用，而铋剂一天服用 4 次，分别为三餐前 1 小时和晚上睡前 1 小时服用。

如果治疗方案中包括甲硝唑或呋喃唑酮，用药期间及停药 7 天内，千万不可饮酒或服用藿香正气水、醪糟等含乙醇的药物和食物。抗幽门螺杆菌治疗结束至少 4 周后需进行复查，没有再次查出幽门螺杆菌才算大功告成。幽门螺杆菌一人得病，需要全家检查吗？如果比较在意幽门螺杆菌对健康的危害，害怕自己携带以及会传给需要根治的家人，可以去医院做一下检测，但 14 岁以下的儿童、70 岁以上的老人及孕妇要谨慎检查和治疗。

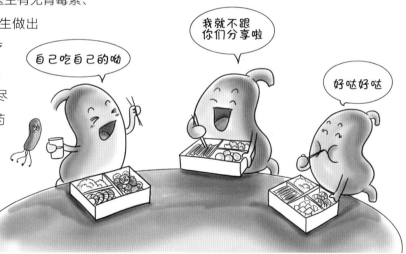

第三篇
常见感染性疾病用药必知

四、胃溃疡和吃药有关系吗？

还真让您说对了，胃溃疡和吃药有关系。医学在持续进步，胃溃疡的病因从最开始的"无酸无溃疡"，到后来的"无菌无溃疡"，再到现在发现胃溃疡还有很大一部分是因服用非甾体抗炎药引起的。非甾体抗炎药，名字听着拗口陌生，但却是我们日常使用非常多的一类药物，平时感冒发烧、牙疼、关节痛、痛经、痛风等使用的布洛芬、对乙酰氨基酚、塞来昔布均属于这类药物，还包括患有冠心病的朋友经常使用的阿司匹林，这类药物容易造成胃黏膜的损伤。因此发生胃痛时，千万不可病急乱投医，自行购买止痛药物，使用了非甾体抗炎药止痛，会雪上加霜，不仅掩盖症状还会加重病情。

五、如何远离胃溃疡？

√ 管住嘴，迈开腿。戒烟戒酒，少喝咖啡浓茶，少吃"生冷硬辣"，让胃"减负"，多锻炼身体，提高自身免疫力。

√ 家庭餐具定期消毒。幽门螺杆菌不耐高温，煮沸 10～15 分钟可杀灭，家中常用餐具应定期高温消毒。

√ 在外饮食多注意。不去卫生不合格的地方用餐。

√ 讲究个人卫生。不与他人共用牙刷、碗筷等个人生活用品，定期更换牙具，配合使用漱口水和抑菌牙膏，缓解口腔炎症。

√ 不胡乱服药。出现身体不适，不听推荐、不信偏方、不随便服药，相信医学，及时就诊。

四川省人民医院：崔小娇、杨勇

3.7

脚气上门挠痒痒
——足癣用药

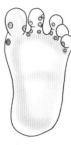
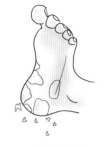

脚气的类型

水疱型　　　　　鳞屑角化型

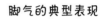

脚气的典型表现

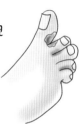

趾间糜烂型

　　我们常说的"脚气"在医学上的大名叫做"足癣"，还有一个别名叫"香港脚"，在人群中有很高的发病率，全世界流行。因其具有广泛的"群众基础"，于是很多人就习以为常了，如果不是有时脚趾糜烂或奇痒难忍，也压根不会因为这个问题去医院。但这个"脚气"是一种病，得治！足癣易继发细菌感染，出现脓疱、溃疡，并继发急性淋巴管炎、淋巴结炎、蜂窝织炎或丹毒。一旦真菌感染扩散到身体的其他部位，就会出现手癣、股癣等皮肤疾病。所以一定要趁早治疗、规范治疗。

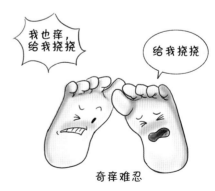
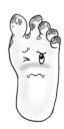

我也痒，给我挠挠　　给我挠挠

奇痒难忍　　　　　脚趾糜烂

063

第三篇

常见感染性疾病用药必知

一、脚气是怎么缠上你的?

脚气是由皮肤癣菌侵犯足趾间、足趾、足跟、足侧缘皮肤引起的真菌感染。皮肤癣菌就是罪魁祸首,他们寄居在皮肤表层,脚汗多、足部经常处于闷热潮湿状态的人很容易被脚气缠上,这是为什么呢?其原因如下:

● 皮肤癣菌特别喜欢温暖潮湿的环境。

● 足部汗腺丰富,容易出汗,但缺少皮脂腺,不能分泌脂肪酸来抑制真菌。

● 汗液里的尿素会分解产生氨,使皮肤变成碱性环境,更是投真菌所好。

● 足部角质层比较厚,可以为真菌提供丰富的营养。

二、脚气有哪些症状?

导致脚气的真菌能分泌一种物质叫角蛋白酶,这种蛋白酶能分解皮肤的角蛋白,造成皮肤脱皮、脱屑、糜烂等。根据皮肤破损形态,足癣可分为水疱型、鳞屑角化型和趾间糜烂型,往往这几种类型同时存在。

三、导致脚气的原因有哪些?

脚气常见于成人和青少年,特别是年轻男性,通过感染而获得,感染原因包括以下几个:

● 其他感染的患者。

● 感染的动物,如狗或猫。

● 真菌寄居的地方,如淋浴间、更衣室的地面,水池附近区域等。

● 自身传播,从一只脚传染到另一只脚。

四、脚气该如何治疗?

脚气的治疗目标是清除病原菌,快速消除症状,防止复发。外用药、口服药、外用药和口服药联合使用都可以用于脚气的治疗,可根据脚气的类型、严重程度等进行选用。

外用药物可根据皮损类型选择不同的剂型,如:

● 水疱型可选择无刺激性的溶液或乳膏剂型。

● 趾间糜烂型保持局部干燥非常重要,可先用温和的糊剂或粉剂将局部收敛干燥,再用乳剂等其他剂型。

● 鳞屑角化型可选择乳膏、软膏等剂型。

外用抗真菌药物治疗起效快、费用低、安全性好，但是由于疗程长、药物渗透性差等原因，疗效可能不佳，复发率也比较高。这时可以选用口服药物进行治疗，包括特比萘芬、伊曲康唑等。如患有糖尿病、艾滋病等使人体免疫力下降的疾病，也可以首先选择口服药物进行治疗。口服药物疗程短、用药方便、复发率也比较低，医生会根据患者的具体情况选择最适合的治疗方案。

另外，同时使用外用药物和口服药物进行治疗也比较普遍，常用的方法是一种外用药物联合一种口服药物，联合用药可以缩短疗程、降低费用，但是需要提醒大家的是有些人群是不适合使用口服抗真菌药物的，使用前需要注意是否属于说明书中【禁忌证】包含的人群，假如是则坚决不能用。另外，使用前还需关注是否同时使用和此类药物可能存在相互作用的其他药物，假如有则应如实告知医生或者药师，让他们帮忙判断是否可以同时使用，假如可以同用应该怎么用。此外，还可以选用抗过敏药物进行抗过敏治疗。

治疗脚气的常见外用药物见下表。

药物类别	代表药物	注意事项
咪唑类抗真菌药物	克霉唑、益康唑、咪康唑、酮康唑、联苯苄唑、异康唑、舍他康唑、奥昔康唑、卢立康唑	外用抗真菌药物治疗起效快、费用低，安全性好，但要注意：外用抗真菌药物治疗时，药物涂抹需均匀覆盖癣处；同时外用药物治疗疗程较长，请务必坚持治疗足够长的时间
丙烯胺类抗真菌药物	萘替芬、特比萘芬、布替萘芬	
其他药物	阿莫罗芬、环吡酮胺、利拉萘酯、水杨酸	

五、脚气可以完全根治吗？

脚气给人的感觉是很顽固，治好后又容易反复发作，那脚气能完全治好吗？其实，脚气没有治好的原因在于很多人没有认真去治，以为脚气是小事，或是觉得不好意思看医生，就自行去药店购买药膏涂抹，殊不知不同类型的脚气，治疗药物是不一样的。治了很久却没有治好的脚气，有可能是根本就没有选对药，所有的治疗都白费了。引起脚气的真菌生存和繁殖能力很强，只要足部残留少量的孢子和菌丝，在短时间内就会卷土重来。对付脚气，一般需要连续用药4～6周，而实际上，很多人看到症状减轻了，不痒了，就停药了，最后前功尽弃。因此，治疗

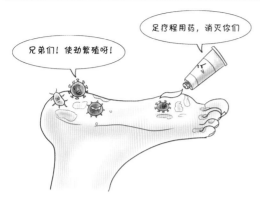

脚气如果在医生和药师的指导下规范、合理、足疗程用药，赶走它并不是什么难事。

六、如何避免脚气卷土重来？

√ 不与他人共用未经清洗和消毒的衣服、毛巾和运动装备。

√ 在健身房、水池、公共浴室等公共区域需穿上鞋子。

√ 运动或锻炼后用清洗剂清洗身体。

√ 每天更换袜子和内衣裤。

√ 穿透气和宽松的鞋子。

√ 保持皮肤清洁和干燥。

资阳市人民医院：朱玉莲

四川省人民医院：杨勇

3.8

根深蒂固灰指甲
——甲癣用药

指甲变白

指甲凹凸不平

指甲营养不良

甲板脱落

指甲松空

指甲增厚

有一句大家都熟知的广告词："得了灰指甲，一个传染俩"，我们俗称的"灰指甲"其实就是甲癣，中医称其为"鹅爪风"，最易发生于老年人和男性。灰指甲是由甲真菌引起的甲板或甲板下组织感染，表现为指甲浑浊、增厚、分离、变色、萎缩、脱落、翘起、表面凹凸不平、钩甲以及甲沟炎等。

指甲的结构

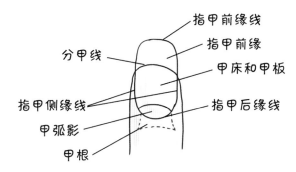

指甲前缘线
指甲前缘
甲床和甲板
分甲线
指甲后缘线
指甲侧缘线
甲弧影
甲根

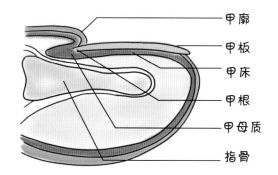

甲廓
甲板
甲床
甲根
甲母质
指骨

一、你以为的灰指甲有可能不是真的灰指甲

有人美甲后出现了指甲变成灰色或者指甲变厚的情况，就怀疑得了灰指甲，立即跑到药店买了药回去反复搽、反复泡，折腾了很久，结果却不见效，然后忧心忡忡地跑到医院找医生才发现根本就不是灰指甲，而是化妆品导致的甲损害。很多原因都可能导致指甲颜色和形态的改变，你以为的灰指甲可能不一定是真正的灰指甲，因此当指甲出现了变化，要找医生来帮助诊断。虽然指甲变形、变色不一定是真的得了灰指甲，但美甲也是导致灰指甲的原因之一，因为指甲油里含有大量的化学物质，会使指甲变形变质而容易引起灰指甲。因此为了健康，爱美的女性不宜频繁美甲。需要注意的是：治疗灰指甲要选择正规的途径，不要随意轻信一些小偏方或者小广告，不然可能会加重病情，延误最佳的治疗时间。

灰指甲感染方式

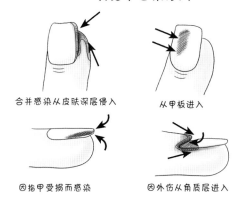

合并感染从皮肤深层侵入

从甲板进入

因指甲受损而感染

因外伤从角质层进入

067

第三篇
常见感染性疾病用药必知

二、得了灰指甲要早治疗，以防传染

有些人对灰指甲的重视程度不高，如没有给日常生活造成很大困扰就不去管它，往往错失了早期的治疗机会。灰指甲具有很强的传染性，共洗袜子、共穿拖鞋、共用毛巾等情况下很容易传染给身边的朋友、家人。脚趾甲比手指甲更常发生真菌感染，通常开始于大脚趾，可影响一个或多个趾甲。灰指甲一般不会引起严重的问题，但在免疫力低下的老年人、新生儿、糖尿病患者等人群中，指（趾）甲感染容易发生其他部位的感染。因此灰指甲须早发现、早治疗，以防传染。

三、剪掉坏的指甲，灰指甲就能好吗？如何治疗灰指甲？

灰指甲是出了名的难治，且容易复发，难治的原因主要有以下两点：

- 指甲的结构致密，药膏很难渗透。
- 指甲生长缓慢，疗程长。

灰指甲是由真菌感染引起的，减掉坏的指甲只能清除指甲表面的真菌，生长在甲床上的真菌和真菌孢子还在那里，长出来仍是灰指甲，因此灰指甲剪掉了也不会痊愈。而且灰指甲在修剪时要当心，如修剪指甲时不小心出现了破损，真菌会随着破损的部位进入甲床，导致更严重的感染。

灰指甲治疗的关键在于使用药物治疗和修剪指（趾）甲等物理治疗相结合。药物治疗包括外用药物和口服药物治疗。外用药物主要是含有抗真菌药物的软膏或搽剂。口服药物均为处方药，需要凭医生处方才能买得到，应在医生或药师的指导下正确使用。治疗灰指甲的常见药物见下表：

治疗方式	药物名称	注意事项
外用药物	10% 艾氟康唑溶液	治疗期间避免修足、涂抹指甲油或使用美甲产品
	8% 环吡酮甲搽剂	涂药后如出现烧灼感或局部变得红肿时，应停药，并将用药部位清洗干净
	阿莫罗芬搽剂	用药前先用包装内附带的工具把指甲锉光亮并清洁干净，再将药物均匀涂抹在病甲上并干燥 3 分钟，更有利于药物吸收
口服药物	特比萘芬	有特比萘芬过敏史和肝病者不应选用该药。出现味觉障碍、嗅觉障碍应停用
	伊曲康唑	用药期间需要按照医生的要求定期检查肝功能

四、灰指甲多久能治好？

灰指甲很顽固，坚持治疗是关键，通常治疗需要 3 个月至 1 年。灰指甲虽然不是大病，但是也能导致大问题，应该引起我们足够的重视。灰指甲治疗时间长，原因在于指甲是由角蛋白组成，角蛋白是甲真菌的营养源，不会轻易离开。要想彻底赶走甲真菌，必须等待健康的新甲替代病甲。因此，灰指甲的治愈时间取决于指甲的生长周期，我们完全长出一副新手指甲的时间大约在 160 天左右，而脚趾甲需要 9～12 个月。所以治疗手上的灰指甲需要 3～6 个月，而治疗脚趾上的灰指甲就需要近 1 年的时间。因此，1 个月就可以治好灰指甲的广告是不科学的，不能轻易相信。总之，灰指甲的治疗时间较长，一定要有耐心，坚持用药，不能半途停药。

五、远离灰指甲我该怎么做？

√ 避免甲外伤。

√ 穿鞋不能过紧，每天坚持洗脚，保持足部清洁、干燥。

√ 公共场所要穿鞋，如公共浴室、健身房。

√ 避免用未消毒的修甲工具。

√ 减少和灰指甲患者的接触。

√ 得了灰指甲应该及时进行科学治疗，并避免传染给他人。

资阳市人民医院：朱玉莲

四川省人民医院：杨勇

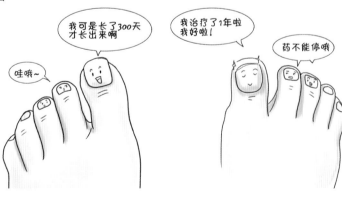

图书在版编目（CIP）数据

抗生素是把"双刃剑"：别让抗生素成为健康的杀手 / 赵杰主编 . —北京：人民卫生出版社，2021.2

ISBN 978-7-117-31285-1

Ⅰ. ①抗…　Ⅱ. ①赵…　Ⅲ. ①抗生素 – 普及读物　Ⅳ. ①R978.1–49

中国版本图书馆 CIP 数据核字（2021）第 032432 号

人卫智网	www.ipmph.com	医学教育、学术、考试、健康，购书智慧智能综合服务平台
人卫官网	www.pmph.com	人卫官方资讯发布平台

抗生素是把"双刃剑"——别让抗生素成为健康的杀手
Kangshengsu Shi Ba Shuangrenjian——Bie Rang
Kangshengsu Chengwei Jiankang de Shashou

主　　编：赵　杰
分册主编：杨　勇　史天陆　李　明
出版发行：人民卫生出版社（中继线 010-59780011）
地　　址：北京市朝阳区潘家园南里 19 号
邮　　编：100021
E - mail：pmph @ pmph.com
购书热线：010-59787592　010-59787584　010-65264830
印　　刷：北京顶佳世纪印刷有限公司
经　　销：新华书店
开　　本：889 × 1194　1/24　印张：3.5
字　　数：78 千字
版　　次：2021 年 2 月第 1 版
印　　次：2021 年 3 月第 1 次印刷
标准书号：ISBN 978-7-117-31285-1
定　　价：39.00 元
打击盗版举报电话：010-59787491　E-mail：WQ @ pmph.com
质量问题联系电话：010-59787234　E-mail：zhiliang @ pmph.com

55检